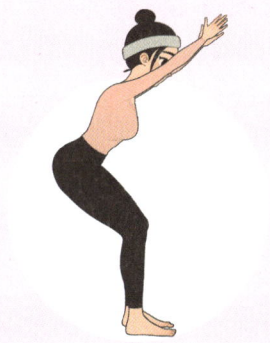

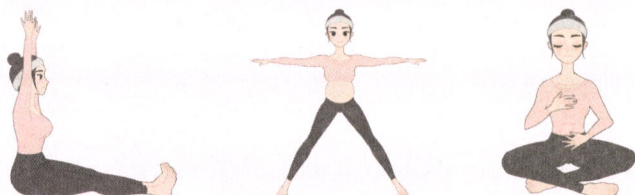

请扫码观看相关视频

体医融合系列丛书

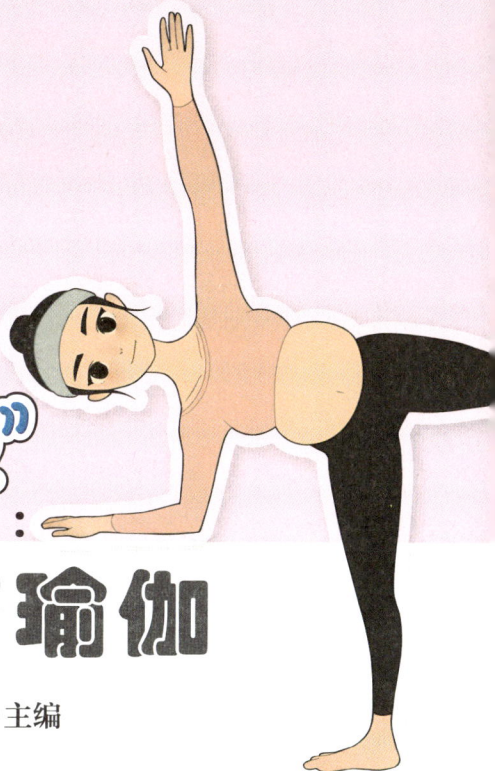

陪你好"孕" 华西医生
孕产医学与瑜伽

肖　雪　许良智　李华凤◎主编

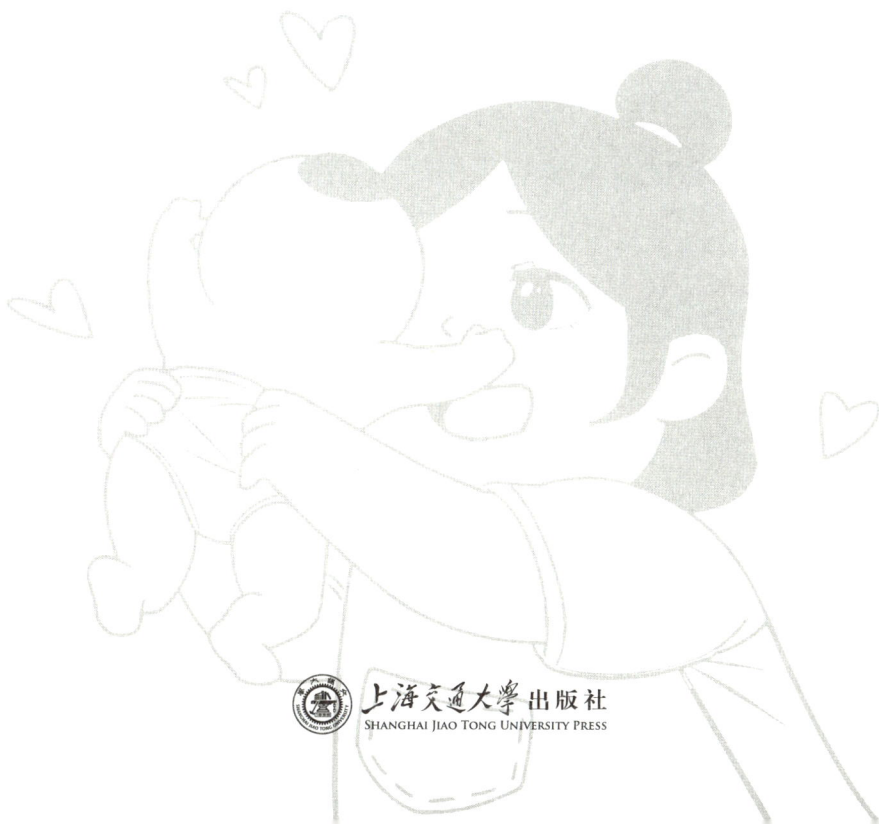

上海交通大学出版社
SHANGHAI JIAO TONG UNIVERSITY PRESS

内容提要

　　本书是一本帮助读者自主自助改善生育健康状态的科普读物。怀孕、分娩和哺育是令很多年轻夫妇期待而又担心的过程。本书的作者包括多个妇产医学、运动康复、瑜伽疗法以及营养咨询领域的临床专家。作者们从不同角度阐述生育健康的知识，并以图文并茂的方式传授可自助践行的多种健康促进方法。

　　本书可为准备孕育、正在孕育和帮助孕育的所有读者提供有价值的信息。

图书在版编目（CIP）数据

　　华西医生陪你好"孕"：孕产医学与瑜伽 / 肖雪，

许良智，李华凤主编 . -- 上海：上海交通大学出版社，

2025.5. -- ISBN 978-7-313-32161-9

　　I.R161.1

　　中国国家版本馆 CIP 数据核字第 202554WS63 号

华西医生陪你好"孕"：孕产医学与瑜伽
HUAXI YISHENG PEINI HAO "YUN"： YUNCHAN YIXUE YU YUJIA

主　　编：	肖雪　许良智　李华凤		
出版发行：	上海交通大学出版社	地　　址：	上海市番禺路 951 号
邮政编码：	200030	电　　话：	021-64071208
印　　刷：	四川省平轩印务有限公司	经　　销：	全国新华书店
开　　本：	710mm×1000mm　1/16	印　　张：	13
字　　数：	204 千字		
版　　次：	2025 年 5 月第 1 版	印　　次：	2025 年 5 月第 1 次印刷
书　　号：	ISBN 978-7-313-32161-9	音像书号：	ISBN 978-7-88941-688-7
定　　价：	68.00 元		

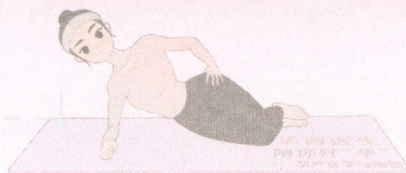

《华西医生陪你好"孕"：孕产医学与瑜伽》编委会

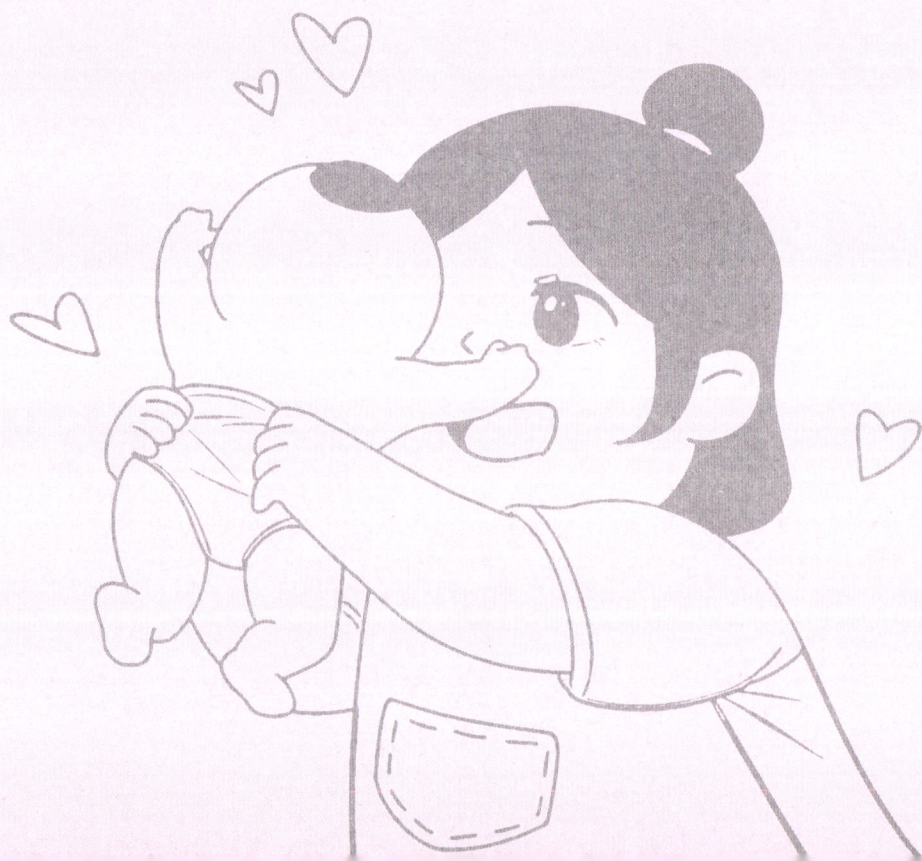

序言：好好爱自己

半年前，健康生殖科技发展高峰论坛在北京召开，肖雪副院长说要写一本关于孕产医学与瑜伽的书。半年后，在第五届世界生殖生物学大会上，我看到了这本图文并茂的书籍，十分感慨。

有人说"生命中所有的问题，都源自你不够爱自己"，我认为这句话是有道理的。有研究表明，良好的身心状态能够改变基因，那些有能力实现高水平幸福感，即能够以积极心态和身体状态面对生活、深切感受生活目标和意义的人们，他们的免疫细胞显示出不同的基因表达。孕期是人生中非常特殊的时刻，孕育过程中的所有恬适安然、如诗如画，都需要我们好好爱自己，用很多正向刺激来鼓励我们向前、向上。

目前，中国的孕期健康教育还比较零散，这使得人们在孕前、孕期和产后方面的知识和技能相对匮乏。尤其随着胎儿在体内不断地成长，孕妈妈们身体会出现很多变化、不适或困难，随之产生很多疑问，"医生，我在孕期能吃什么？""医生，我能不能喝咖啡？""医生，我怀孕了可以锻炼吗？""医生，我情绪低落怎么办？"……同时，孕妈妈们有非常强烈的学习欲望，她们总是很认真地在各种网站检索，试图总结成功者的经验、汲取失败者的教训，却苦于不成体系、难辨真伪。宝爸、宝妈们，你们是不是也正面临着同样的问题？

作为妇产科医生，在陪伴孕妈妈们的过程中发现，有的孕妈妈把孕育过成了"岁月静好"，也有的孕妈妈过成了"一地鸡毛"。我们见证了快乐所带来的良性刺激，也看到过抑郁所带来的负面影响。孕妈妈们对医生和孕期知识的依赖不止一点，但每一个问题都关系到健康状态。胎儿虽然在孕妈妈们的肚子里，但也能感受外界的声音和情绪。科学的孕育知识能让更多的孕妈妈们顺利地孕育出健康、聪明的宝宝。

《华西医生陪你好"孕"：孕产医学与瑜伽》这本书，将孕产医学与瑜伽紧密结合，用体医融合的服务理念帮助我们唤醒自我疗愈潜能。书中关注了孕前、孕期和产后各个时期，介绍了很多呼吸、冥想、运动、膳食的科学方法，实操性很强。而且，本书尽量全面地考虑孕妈妈们最关切的问题以及孕期慵懒的阅读习惯，采用瑜伽老师"正经说"和医生"嘻哈说"相结合的方式，以生动形象的插图直观地解答问题。

如果能用好书中这些技巧，好好享受孕育的过程，这将是一段充满惊喜和希望的美好时光。我们真的希望这些简单易行的小技能，能帮助孕妈妈们更好地爱自己，在孕前、孕期和产后，既有"悠然见南山""坐看云起时"的恬静淡然，也有"此时情绪此时天，无事小神仙"的悠哉乐哉。

近年来，国家出台了一系列生育政策，再生育夫妇享受优先审批、优先配套服务等优惠政策。希望越来越多的女性在看完本书后，更有信心和勇气去迎接生命中最重要的一页，成就更好的自己。

北京大学第三医院

李蓉

2024年7月

前　言

作为妇女儿童医院的医生，我们每天都要接触一些不孕不育夫妇、反复流产的女性、为母子健康担忧的孕妈妈以及产后复查的新妈妈。那些在我们的帮助下成功受孕的孕妈妈、实现了自然分娩的新妈妈和实现了母乳喂养的快乐妈妈让我们颇感欣慰，同时也带给我们无与伦比的职业成就感。但是，在面对那些经过反复尝试却未能怀孕的女性、经过努力怀孕却反复流产的女性、经历了长时间分娩阵痛却未能顺产的妈妈，以及期盼母乳喂养却不能如愿的新妈妈时，我们内心也充满了遗憾和强烈的挫败感。何况，我们医务人员自身或家人在孕育过程中，可能也会遭遇上述问题。

被誉为"白衣天使"的医生，在面临这些现象时不得不认真思考如下问题：在孕育路上遇到险阻时，医学的帮助是万能的吗？医疗服务是随时可获得的吗？同样的治疗方法为什么产生了不同的效果？孕育过程与积极健康的生活方式有何关联？年轻的准父母们是否需要掌握一些健康生育的知识？

我们见证过生育中无数成功与失败的案例，我们有责任、有必要总结成功者的经验，汲取失败者的教训，让更多人了解一些科学的孕育知识，帮助更多人顺利地孕育出健康聪明的宝宝。为此，我们邀请了拥有丰富临床经验的医务人员和瑜伽老师共同撰写这本孕育科普书。

瑜伽老师将以人为本的理念和科学的训练方法，融入瑜伽练习的呼吸、冥想、体式等技术，并将心理及身体的疗愈与现代医学结合，让更多孕娩困难的女性意识到自我疗愈与医护配合才是促进健康的更好途径。体医融合的服务理念能够唤醒我们的自我疗愈潜能，使备孕夫妇提升健康自助能力，从而更顺利地怀孕；使孕期妈妈们拥有正常的血糖、血压、体重和躯体柔韧性，实现安全、健康的自然分娩；使产后妈妈们在养育孩子的过程中情绪稳定，睡眠安稳，躯体功能得到优化，形体得到美化。她们将变得更健康、更自信、更有魅力，成为幸福的母亲、快乐的妻子，成就幸福的家庭与美好的未来。

于是，我们这个作者团队经过碰撞，产生了孕产医学的新观点、新理论与新技术。孕产医学集合了体育运动、医学、心理等不同专业人士的智慧，让孕、产、哺乳等过程回归生命本能属性，通过调节生活方式稳定生命活动的节律而促进孕、产、哺过程更顺利，避免不必要的医疗干预，提升医疗干预的疗效。女性朋友们通过自身的积极参与而体验到更健康、更经济、更人性的自主自助健康服务，我们将这套集体智慧结晶称为"体医融合的孕产医学"。

孕娩育既是家庭大事，也是国之大事，天下大事，必作于细；孕娩育是人生难事，天下难事，必作于易。本书力求以简单、易懂的方式，提供全面、实用的孕育知识和经济、可行的技能，让每一个希望拥有孩子的人都能得到健康聪明的宝宝，都能母子平安。

为此，希望每位准备成为父母的读者，能够从这本书中找到一点努力的方向，获得一些有效的技术；也希望每位读者都愿意帮助我们拓展本书的观点与内容。让我们一起努力，用医学和瑜伽去帮助更多需要帮助的人和家庭，期盼所有的母亲都拥有可爱的宝宝、阳光的自己、幸福的家庭和美好的未来！

四川大学华西第二医院

李笑风

2024年7月

目　录

第一部分

孕产医学与瑜伽的概念

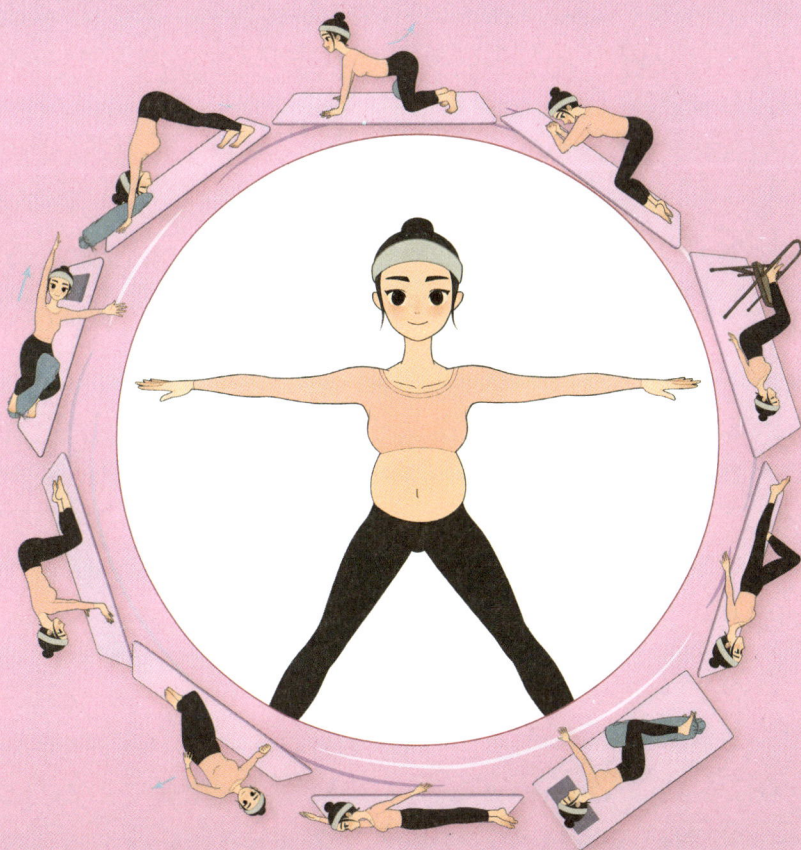

华西医生陪你好“孕”：孕产医学与瑜伽

Huaxi Yisheng Peini Hao “yun”：
Yunchan Yixue yu Yujia

一、孕产医学

孕产医学的服务对象：

孕产医学不同于医学中的解剖学、生理学、妇产科学、生殖内分泌学等，这些专业知识更多服务于需要就医的患病人群，而孕产医学服务于每一个希望提升自己或家人孕、产、哺乳期健康水平的人士。

孕产医学强调：

（1）每一个人都担负着守护自身健康的责任，但必要时需要寻求专业医务人员的支持；

（2）调节生活方式以维持生命活动的正常节律，可促进孕、产、哺过程更加顺利，减少不必要的医疗干预，提升医疗干预效果；

（3）在专业人士指导下，通过主动改变认知、参与体育运动、调节情绪等方式改善症状，必要时接受恰当的医疗干预，从而体验更积极、更便捷、更经济、更人性的自主自助健康服务模式。

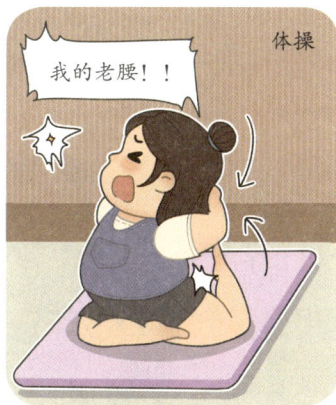

瑜伽认知误区1

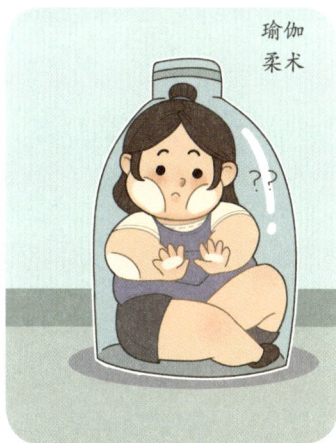

瑜伽认知误区2

二、什么是瑜伽

瑜伽是什么呢？柔软身体？体操？

（一）瑜伽的定义

瑜伽是一项有益身心健康的运动方式及生活方式，是一门关乎生命的科学，亦是一种生命哲学，无关乎宗教信仰。同时，瑜伽也是一种可以通过修养身心、培养智慧、净化心灵帮助我们将痛苦转化为愉悦，达到解脱束缚、获得自在喜乐的生理、心理自助疗愈方法。

瑜伽不只是垫子上的运动或体式，更是一种自我觉知，即教我们如何与心灵对话，与家人、亲友相处，以及与环境中的万事万物相处，从而让我们更真实地体验生命的美好及其丰富的内涵。当女性通过瑜伽保持健康活力时，就如盛开的鲜花般充满魅力与芬芳，她的家庭生活也将充满阳光。

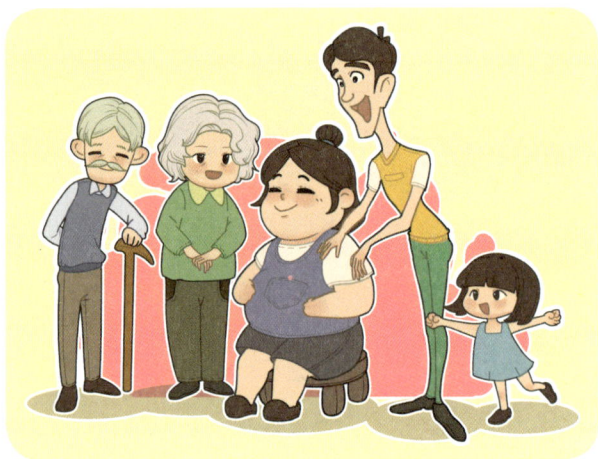
家庭美满幸福

随着习练瑜伽的人群不断扩大，越来越多的习练者感受到，瑜伽可以作为一种医学补充技术，甚至作为替代医学，给习练者带来身体、心理、情感和精神的修复。一些具有医学背景的习练者将自身习练后身体痊愈的案例归纳总结，积极地发展出治疗性瑜伽，发挥瑜伽在预防、治疗疾病，以及减少或缓解身体结构上、生理上、情感上和精神上的痛苦等方面的重要功能。

（二）医学瑜伽

瑜伽起源于古印度，是一种古老的身心疗法，现作为一种补充和替代医学受到广泛欢迎，给习练者带来了身体、心理、情感和精神的健康与和谐。

医学瑜伽的内涵主要包括三个方面：体式、呼吸和冥想。越来越多的研究表明，冥想可减少与年龄相关的认知衰退、反应迟钝以及大脑功能退化等症状。医学瑜伽整合国际身心学体系费登奎斯方法的理念与技术，利用大脑神经可塑性，开发人类身心潜能。借由动觉、触觉，探索自我、改善自我，唤醒并专注身体意识，刺激内在感知，通过加强视觉、触觉、体觉等神经功能，刺激人体中枢神经系统，强化身体各部分肌肉意识与运动控制，从身体、心理、情感三个层面改善人体整体平衡。

医学瑜伽是一种整体疗愈、康复的方法。瑜伽让人在舒缓身体紧绷，缓解身体疼痛与僵硬的同时感到轻松，化解潜意识深处的焦虑、恐惧、愤怒、抑郁等情绪。

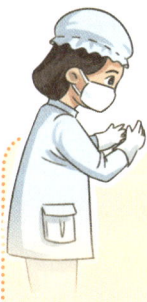

医生嘻哈说：

瑜伽就是要让习练者安静下来，让躯体神经与植物神经沟通，意识与潜意识融通，发挥出乎意料的功能，比如第六感、预感、创造等。

（三）女性习练瑜伽的必要性及益处

女性在人类生命传承过程中发挥着不可替代的作用。从备孕到分娩，女性的身体和心理要经受一系列变化，不得不面对各种问题并随时作出适应性改变。现代女性经常借助习练瑜伽获得清晰的觉知、平静的体验和健康的改善。

通过瑜伽体式、呼吸、冥想练习可促进女性身心健康状态的提升，包括维持体能和肌肉力量，提高整个肌肉组织的柔韧度和灵活度，维持合理体重，平衡内

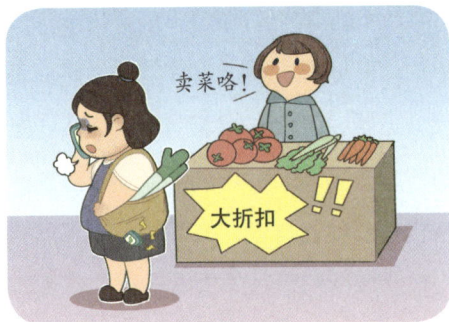

琐事繁多

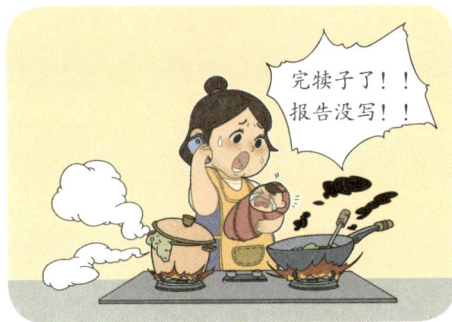

工作与生活难平衡

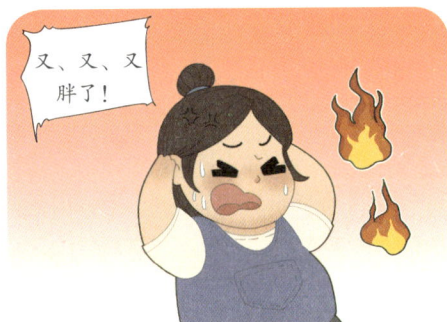

产后体重滞留

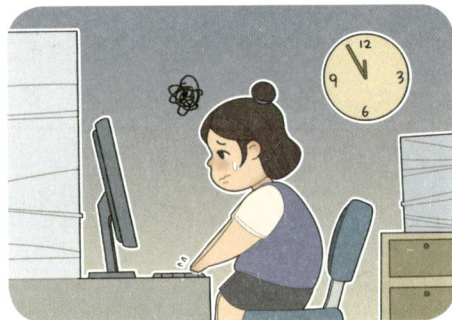

熬夜加班

分泌，改善血液循环，改善便秘、失眠、焦虑等症状。在女性生育过程中有效缓解备孕、孕期及产后等不同阶段的常见症状，让孕育过程更舒适、更安全。

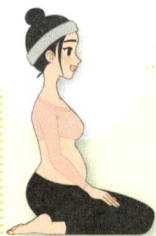

瑜伽老师正经说：

瑜伽之路对所有人开放。不同种族、性别和职业的人士在任何场所都可以通过习练瑜伽获得觉知、平静和健康改善。现代社会节奏快、压力大，现代女性的社会地位和角色发生了巨大变化，除工作职责外，还扮演着多个社会角色，如女儿、姐妹、妻子、母亲、朋友等。生活的快速运转与不同角色之间无休止的切换，让女性的心境和情绪在生理影响下产生前所未有的变化。她们常会感到身心疲惫，面临焦虑、抑郁等困境。

习练瑜伽的好处：

（1）大量的瑜伽习练者通过实践证明，习练瑜伽不仅与代谢功能、心血管功能、呼吸功能以及肌肉骨骼状况改善存在正相关，也可改善心理健康状况，包括缓解焦虑、减轻抑郁等。习练瑜伽可以改善大脑的功能，从而延缓神经系统的衰老退化。

（2）瑜伽习练者以一种可控的方式运动并改变身体姿势，习练过程中专注于有节奏地呼吸。这种呼吸练习和冥想练习可以让人情绪平静并提高专注力，促进自我认知思维和身体本体感觉的结合，

扣带回

前额叶

杏仁核

海马体

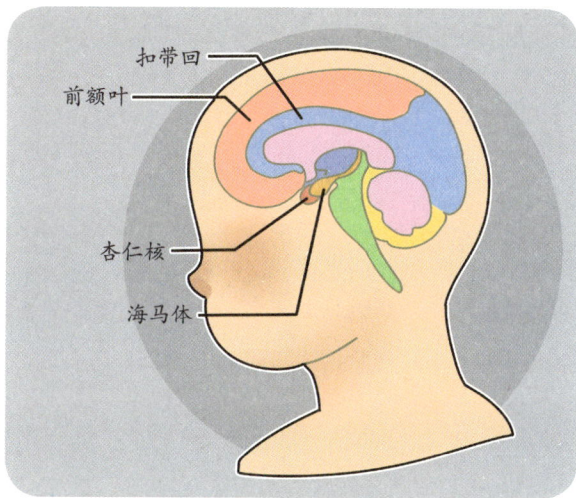

人体大脑结构图

使大脑得到锻炼，从而提高我们的工作和学习效率。

（3）习练瑜伽会改变我们的生活方式。瑜伽通常将特定的身体姿势、呼吸和冥想技巧整合在一起，这种呼吸与体式的整合训练有利于改变生活中呼吸方式

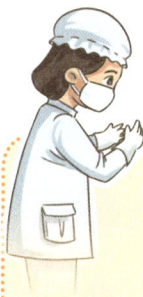

医生嘻哈说：

女性在习练瑜伽时，植物神经中的交感神经兴奋性下降，副交感神经兴奋性提高，更多血液从骨骼肌重新分布到皮肤、内脏，因此可感觉到放松、愉悦。这不仅可以促进女性激素均衡分泌，使女性变得更美丽，而且可以改善呼吸、消化、循环等系统功能，当然也包括增强生殖能力。

及其相关的情绪调节，因为呼吸与情绪密切相关。

（四）瑜伽习练的注意事项

无论处于备孕、孕期、产后任何阶段，习练瑜伽之前最好先经过专业人士的系统评估，在专业的瑜伽老师指导下进行，最好找一位自身有孕产经历的老师指导练习。

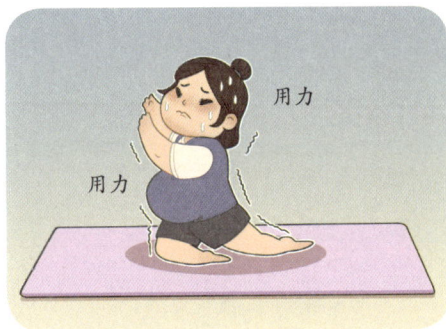

瑜伽习练错误示范之憋气

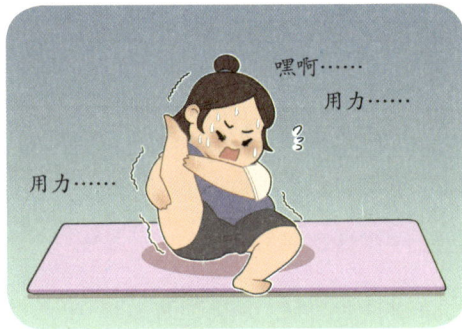

瑜伽习练错误示范之过度拉伸

瑜伽习练不应该产生强迫感，也不应该有难以忍受的疼痛，需采用自我感觉舒适的方式运动。

如果孕妈妈在孕前有瑜伽习练经历，妊娠14周前可在专业人士指导下进行较简单的练习。如果是从未习练过瑜伽或缺乏定期运动习惯的孕妈妈，以及有流产史的孕妈妈，建议在妊娠14～16周以后，经过专业人士全面安全性评估以后再开始循序渐进地习练。

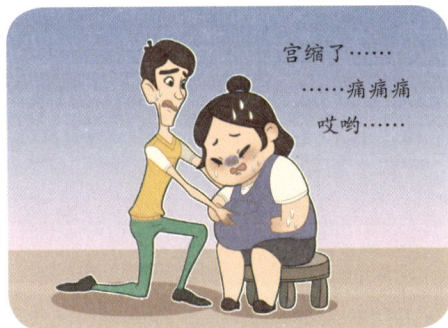

瑜伽习练错误导致宫缩

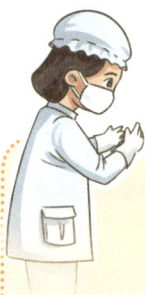

医生嘻哈说：

如果孕妈妈的孕周还没有到14周，就习练最简单的瑜伽体式吧，比如坐正、躺平、感受呼吸等。请放下来自职场、家庭等各方面的压力，尽量尝试感受瑜伽慢节奏带来的平静与放松。

（五）瑜伽习练前的准备

瑜伽习练前要准备好舒适透气、宽松或有弹性的瑜伽服，以及辅助用具（瑜伽垫、瑜伽砖、伸展带、抱枕、辅助椅、毛毯、瑜伽球、WAFF功能气垫等），选择适合自己习练的场地、环境和指导老师。

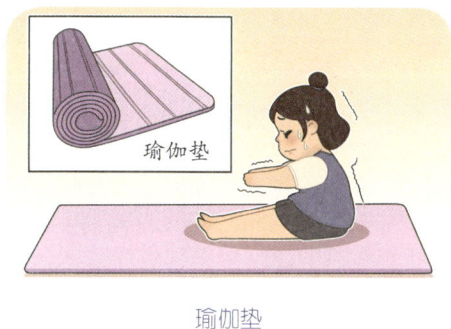

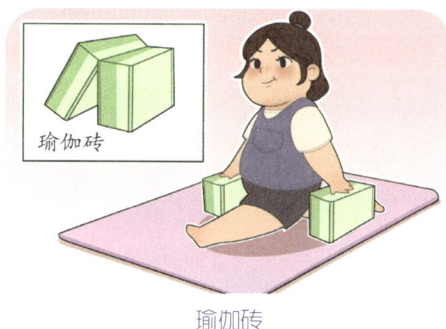

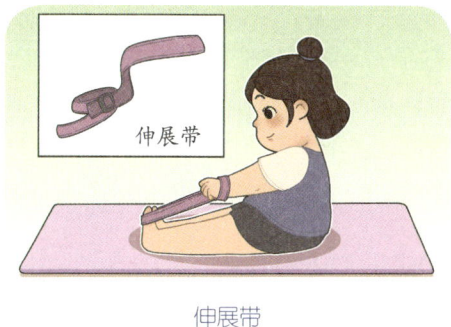

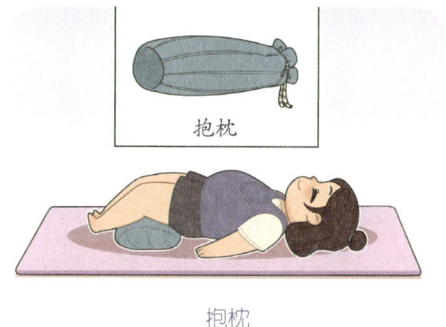

瑜伽垫

瑜伽砖

伸展带

抱枕

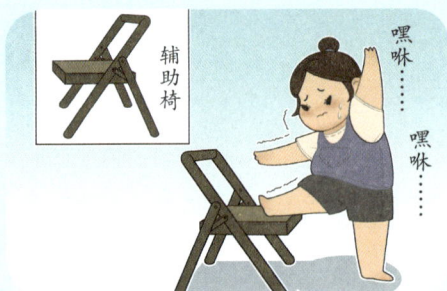

辅助椅

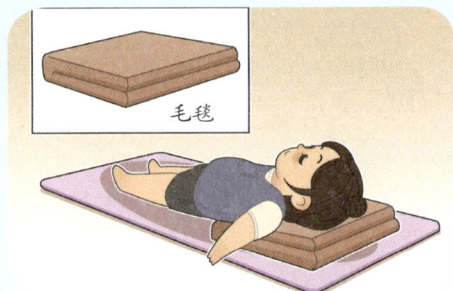

毛毯

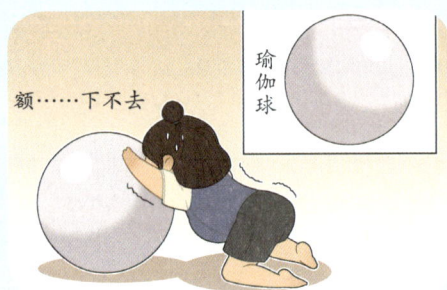

瑜伽球

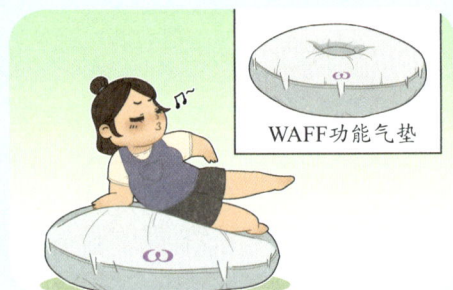

WAFF功能气垫

三、妇产科专家对瑜伽运动的解读

瑜伽作为一种舒缓且锻炼肌肉弹性的运动，由于运动节奏缓慢，运动强度可控，对于青春期、生育年龄及绝经后等各年龄段的女性均为适宜，尤其适用于孕期及绝经后女性。瑜伽以其舒缓、放松、柔和且优雅的运动氛围和健身效果得到广大女性朋友的喜爱。目前，国内多所院校已将瑜伽列入高校教学课程，很多医院的孕妇学校也开展了瑜伽运动教学。

（一）习练瑜伽对孕期的影响

瑜伽可以增强肌肉的力量和弹性，同时使肌肉的协调性得到锻炼。髋部、脊柱和腹部肌肉得到锻炼后，可以给腹中胎儿提供更好的支撑，防止产后核心肌肉力量减弱。同时，瑜伽可以协助控制孕期体重，不仅有利于降低妊娠期高血压、糖尿病、巨大儿的发生率和剖宫产率，而且可以防治产后盆底功能异常。

长期习练瑜伽的孕妈妈通过缓慢吸气和吐气改善呼吸运动的方式和节律，提高副交感神经活性，降低心率并改善内脏的血供和氧供，不仅有助于调节心理、改善失眠、稳定情

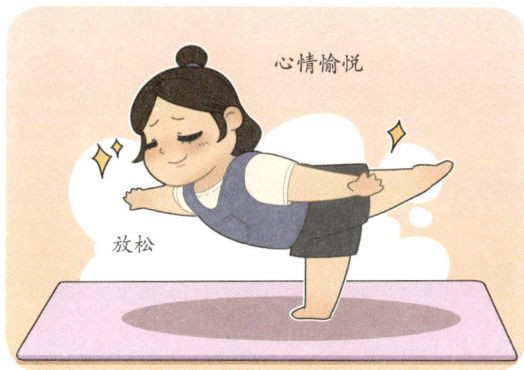

习练瑜伽让女性心情舒畅

绪，而且还能为分娩时维持有效呼吸和有效宫缩做好准备。

（二）习练瑜伽对分娩的影响

孕期习练瑜伽不仅有利于控制胎儿体重，还可以增强母体腹部和盆底的支撑能力，提高对肌肉协调运动的掌控能力，因此可降低难产的发生率。孕期习练瑜伽还可以增强孕妈妈们调控呼吸的能力，在宫缩和分娩时能够更好地稳定呼吸，维持内脏及胎儿的氧供。从而一方面维持有效的宫缩、缓解宫缩疼痛、维持胎儿心率正常，另一方面可减少胎儿宫内缺氧、产程延长、胎位不正、产后出血等不良事件的发生。

（三）习练瑜伽对产后的影响

习练瑜伽可以提高个人的心理素质，产后习练瑜伽可以增强活力、调节内脏器官功能、提高睡眠质量。分娩后习练瑜伽，能够帮助新妈妈们更快地适应角色的转变。瑜伽运动不仅可以帮助新妈妈们快速恢复到孕前的身体状态，还可以让新妈妈们恢复自信心，从而有效地预防产后抑郁症的发生。

产后习练瑜伽既避免了产后高强度运动带来的风险，也满足了产后女性对于

运动及机能康复的需求。通过持续舒缓的呼吸和慢节奏体式运动，可促进膈肌、盆底肌和腰腹部核心肌肉力量的平衡与恢复，进而改善骨盆、肩胛和脊柱等骨骼及关节状态，有助于减少产后漏尿、腹直肌分离的发生。

第二部分

促进女性身心健康的基础练习
——呼吸与冥想

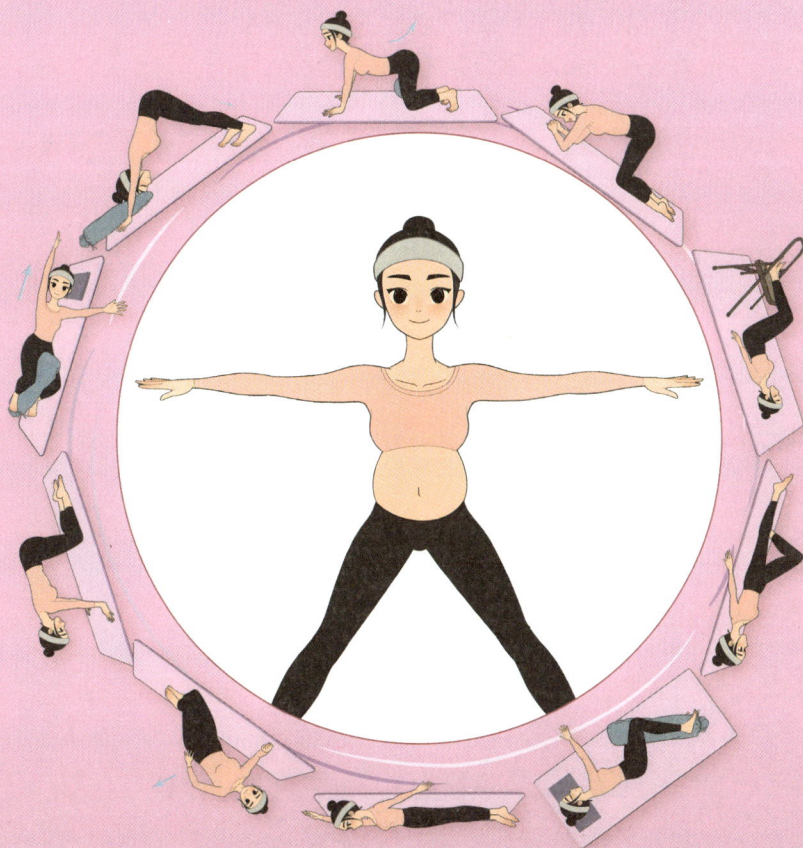

一、关于呼吸

就呼吸而言，只要能适应当下环境的身体需要，并没有强迫性或固化的习惯，那么所有具有适应性、灵活性的呼吸方式都是好的。强迫性呼吸会导致神经系统、大脑组织、肌肉组织紧张。健康的身体在不同情况下会有不同的呼吸方式。比如，游泳时的呼吸方式与跑步时的呼吸方式不同；倒立姿势时的呼吸方式与仰卧平躺时的呼吸方式不同；睡觉时的呼吸方式与提重物时的呼吸方式也不同。而且，每个人的呼吸方式都有不同，这与每个人的行为习惯、生活方式以及思维、饮食等紧密关联。并且，不同的身体姿势和呼吸、情绪之间会互相影响。

现代人因工作繁忙丢失了腹式呼吸、完全式呼吸等高效的呼吸模式，导致呼吸重心普遍上移，呼吸短浅以及呼吸困难问题在孕妈妈们中尤为常见。大量的胸式呼吸与耸肩式呼吸将导致肩颈僵硬疼痛、失眠、情绪失控。身体—呼吸—头脑（情绪）形成一个三角形，它们彼此关联、互相影响，而身体、呼吸、头脑三者中，最容易掌控的不是头脑，也不是身体，而是我们的呼吸。瑜伽呼吸练习教导人们采用平静生活的方式，成为自己头脑和身体的主人。

瑜伽中的呼吸练习"Pranayama"，意为气息的延展。呼吸练习对健康有着许多有益的影响。呼吸训练能够帮助习练者集中意识，平衡自主神经系统、内分泌系统和免疫系统三者之间的关系，帮助缓解女性在备孕、孕期、分娩以及产后恢复期的紧张、焦虑、恐惧等情绪，培养积极正向的态度。同时放松躯体紧张，缓解因备孕、孕期及产后生理变化带来的压力以及不适感，有利于促进母胎关系以及母婴关系。

本章将简要介绍八个简单易学的呼吸方法，可促进呼吸功能提升，并帮助习练者建立正确、适宜的呼吸方式。在介绍呼吸方法前，我们向大家推荐五种简易、重要且适合在呼吸与冥想练习时使用的基本姿势，这些姿势能确保习练者在练习中是稳定、舒适的。

（一）呼吸与冥想练习准备姿势

1. 高位坐姿

准备一张有靠背的椅子，椅子高度以坐下时脚掌舒适踩地为宜；双脚打开与肩同宽，脊背立直。

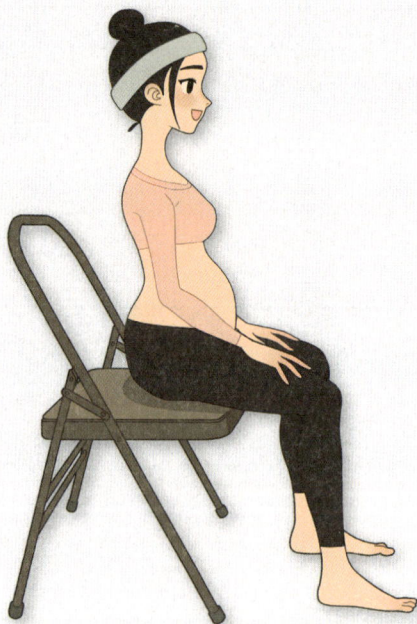

高位坐姿

温馨提示：孕期不宜坐在过矮、过软的沙发上练习。

2. 简易盘腿坐

双腿屈膝交叉简易盘坐，臀部下方垫瑜伽砖或折叠毛毯，骨盆高度高于膝盖，双手掌心朝上或朝下，放在膝盖上方。

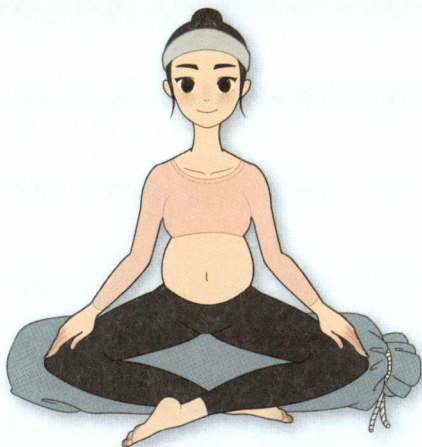

简易盘腿坐

温馨提示：腰背不适人群可将背部倚靠墙面；膝关节不适人群请选择"高位坐姿"进行练习。

3. 金刚坐

屈膝跪坐，双侧大脚趾相靠，脚跟向两侧打开，臀部坐于脚跟上；双手掌心重叠或自然垂放于双腿上方。

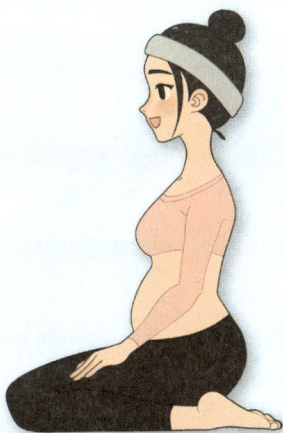

金刚坐

金刚坐可增强消化功能，缓解大腿前侧紧绷感，还能减轻因怀孕导致身体重心改变而产生的脚踝区域负重感。孕期及产后耻骨联合疼痛的孕产妇非常适合此坐姿。

温馨提示： 初学者及膝盖压力过大人群，建议臀部置于双小腿中间，并在臀部下方垫7～10厘米的坐垫或折叠毛毯。

4. 仰卧屈膝位

屈膝，双脚分开与肩同宽，仰卧于地面。屈膝可使横膈膜处于放松状态，从而减少腹部张力。可在膝盖下方准备软垫或专用瑜伽抱枕。

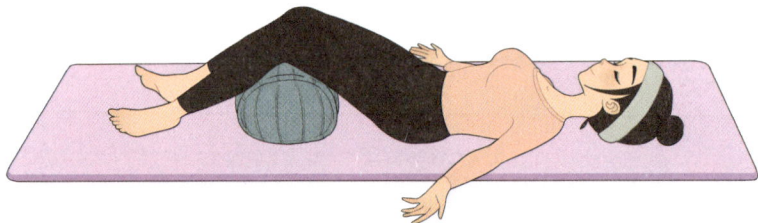

仰卧屈膝位

5. 半卧位

将抱枕下方垫砖呈45°角，置于身后，坐立于抱枕前侧，腰骶区域贴紧抱

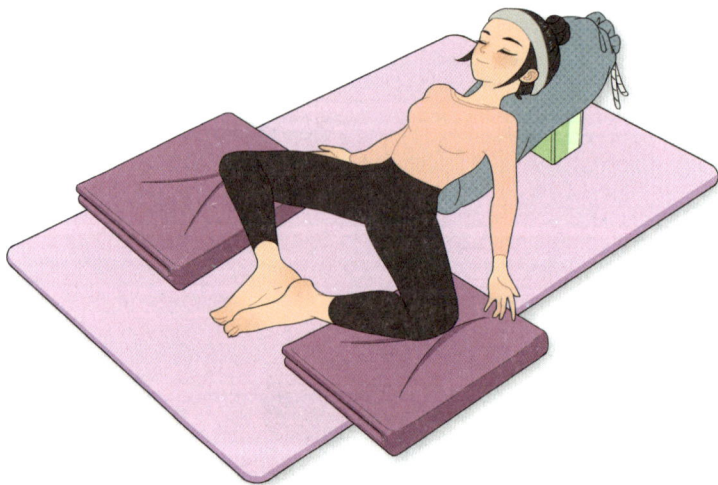

半卧位束角式

枕。孕中晚期的孕妈妈们，可以采用半卧位束角式。孕妈弯曲双膝，将脚底相对，慢慢向后躺，上半身靠在抱枕上，保持背部舒适伸展，膝盖下沉贴近地面。若耻骨联合疼痛或骶髂关节疼痛，可选择双脚打开与肩同宽或双膝并拢的方式，以释放孕产妇腰骶部的压力。

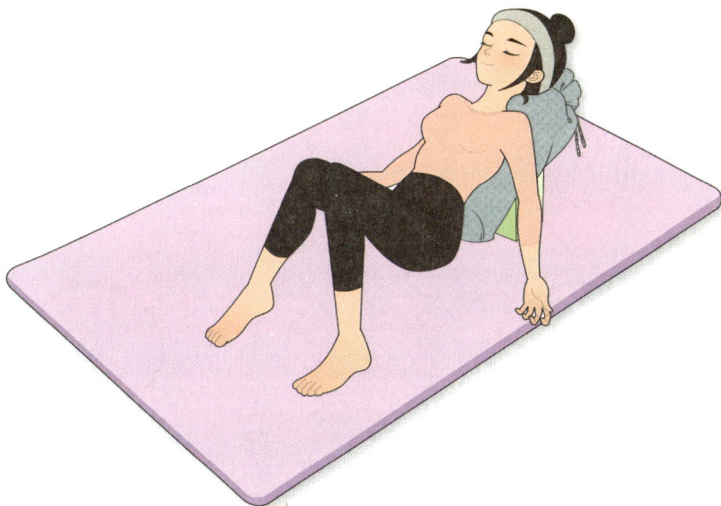

半卧位双膝并拢式

（二）呼吸的练习方法

呼吸练习是习练瑜伽的重点和核心。对于备孕、孕期及产后各阶段女性来说，呼吸练习尤为重要。而对呼吸感受的培养是呼吸练习的重要基础，在尝试呼吸练习时，首先要学习的是以温和而不带强迫的方式感知与觉察呼吸，并激活主要的呼吸肌——膈肌，以更有效地支持我们在不同场景做适合身体需要的呼吸练习。呼吸觉知练习有调节情绪、放松身体的作用。而且，自然且深长的呼吸方式能增加氧供、缓解焦虑、增强胃肠蠕动，是实现深层放松的优质方法。

1. 呼吸感知训练

适应证及功效：

该练习适合备孕、孕期及产后各阶段女性。在传统的瑜伽教导中，完全式呼吸中胸腔和腹腔有着各自不同的支点，而不同的支点有着特定的治疗效果。躯干支点位于水平面盆腔一圈、腹部一圈和胸腔一圈，都可以随着呼吸做扩张和收缩的运动。动作不同，则扩张、收缩的躯干支点也不同。体式在瑜伽里又被称为"通道"。动作不同，通道则不同，吸气注满、呼气清空的区域也不同。通常在运动中，我们会引导习练者在呼吸时把气息的压力带到某处。在生理层面上，气息只能到达肺部，到不了骶尾、腹股沟等部位。但是，当我们利用压力的传递（腹腔是膨胀压，胸腔是负压），即通过胸廓扩张，促进膈肌的运动，从而导致腹腔、盆腔及内脏组织产生力学改变，就可以让这几个支点产生扩张和收缩的动作。通过压力变化，引发感受，再影响到意识层面。

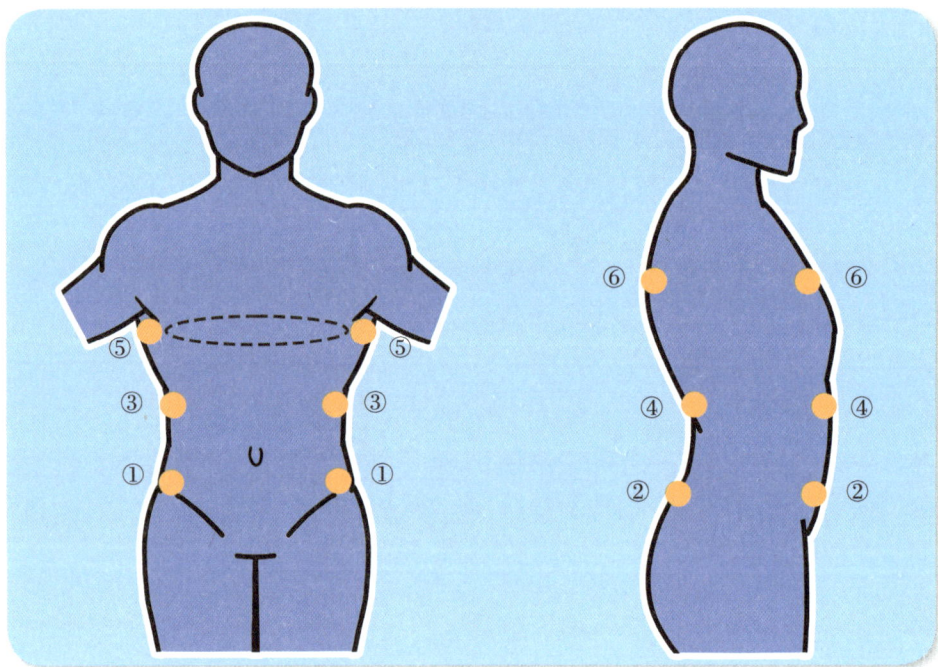

12支点图

动作步骤：

①采用仰卧位，轻轻地闭上双眼，自然轻柔地呼吸，并觉察自己的呼吸。感知呼吸是否平稳有规律，无须刻意干扰或改变呼吸，可通过聆听呼吸的声音来觉察呼吸的频率、力度、舒适感，感知呼吸进入身体时会触碰哪些部位。通过空气摩擦鼻

腔黏膜产生的触感来收集相关信息。

左手轻放于对侧肩膀靠近腋窝处。感知对侧锁骨区域是否有呼吸带动的身体运动,感知后不作评判,继续保持自然平静的呼吸,观察肩部区域的运动强度是否有变化。重复练习5~8次呼吸。

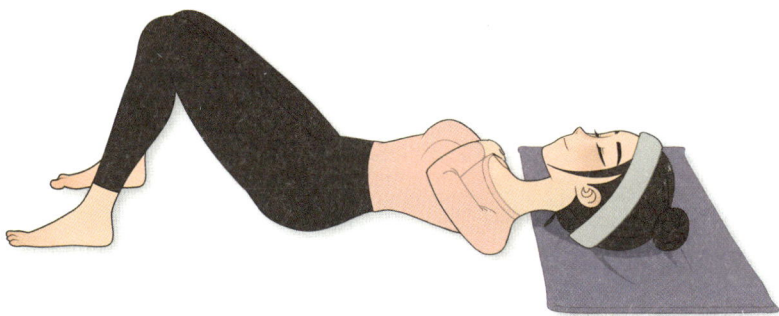

呼吸感知训练动作步骤①

②双手轻放于胸廓两侧,感知这两处支点是否有呼吸带动的运动。鼻吸鼻呼,体验吸气时胸廓扩张,呼气时胸廓自然回弹收缩。重复练习5~8次呼吸。

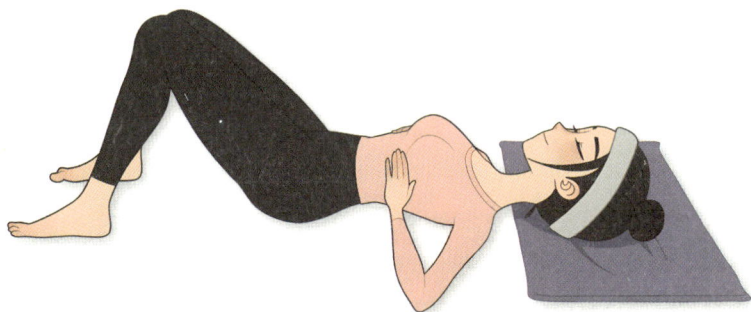

呼吸感知训练动作步骤②

③双手轻放于腹部,中指于肚脐处交叉相触。鼻吸时有意识地感知空气到达下腹骨盆区域;感知"气流"温和地带动双手自然分开与合并。不主动移动手臂,觉察自然的呼吸使双手间距增大与变小的过程,体验身体被动地在吸气时产

生的扩张运动和呼气时腹壁收缩回弹的运动。重复练习5~8次呼吸。

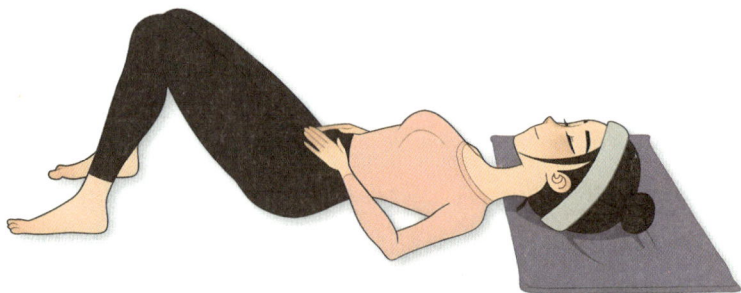

呼吸感知训练动作步骤③

练习时长/频次：

每次练习5~8分钟，每日可多次练习；也可根据本体感受，延长练习时间。练习熟练后，可选择在坐姿中进行。

注意事项：

①孕中晚期的孕妈妈们请选择自觉舒适的姿势进行练习。

②孕期及产后女性被睡眠障碍困扰时，可选择每日入睡前练习，以感受呼气为主，促进植物神经系统平衡。

③呼吸感知训练重点在于全面放松身心，自然呼吸。任何时候都不刻意屏息，不刻意改变呼吸的长度及频率。

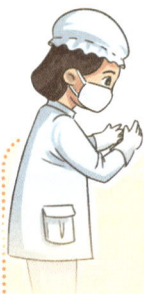

医生嘻哈说：

呼吸感知就是潜心感觉与呼吸相关的运动、温度等变化。呼吸受到自主神经与躯体神经的双重调节，在专心致志感觉呼吸运动时，可以减少对外部刺激的反应，有助于减少机体的耗氧量，让更多血液从骨骼肌转移到内脏器官，增强机体的内脏功能，提升健康水平。

④初学者应加入手对身体的触碰，通过触觉输入，更易觉察身体的呼吸运动。

2. 等长呼吸

适应证及功效：

该练习适合备孕、孕期及产后各阶段女性。帮助备孕、孕期及产后各阶段女性找到平稳、舒适的呼吸节律，为培养良好的呼吸模式打下基础。

动作步骤：

①采用仰卧屈膝位，初学者在仰卧位时，可将小腿放于凳子上，大小腿呈90°（这样的体位非常适合初学者练习，它能促进胸腔、腹腔对合，降低腹部肌张力）。

②闭上双眼，自然呼吸几组，让自己放松下来。数息的方式：吸气时心中默念1、2，呼气默念1、2（从2秒开始，如果2秒的呼吸未导致不适感，再增加1秒，直到找到适合自己的秒数）。只要增加的1秒会有不适感，请往回退1秒。

练习时长/频次：

每日可重复练习。

注意事项：

①如有任何不适感，则退回到自然的呼吸中；不刻意屏息，找到自己舒适的节奏。

②孕中晚期的孕妈妈们可选择斜躺、半卧位或自觉舒适的任意姿势进行。

3. 腹式呼吸

适应证及功效：

该练习适合备孕、孕期及产后各阶段女性。腹式呼吸本质上是对横膈膜呼吸的强化。该呼吸方式能扩大膈肌活动范围，提升肺的弹性，进而增加肺通气量。这一过程不仅能有效改善心脏、肺以及腹部器官功能，比如放松腹部肌肉能调节血压，还对淋巴回流有促进作用。腹式呼吸可以改善备孕期女性盆腔血液循环，减少孕期胸闷气短现象，平衡神经系统，缓解孕产期女性盆底功能障碍，减轻下腰疼痛，对于身心放松非常有益。

动作步骤：

①采用仰卧位或坐姿，双肩放松，双手放于身体两侧，掌心向上，或双手放

于腹部上方；轻轻闭上双眼，感受气息经由鼻腔进入气管、肺叶，向胸廓的四周扩展，推动膈肌向下，在气息充盈肺部的同时，腹部缓慢地向四周扩张。

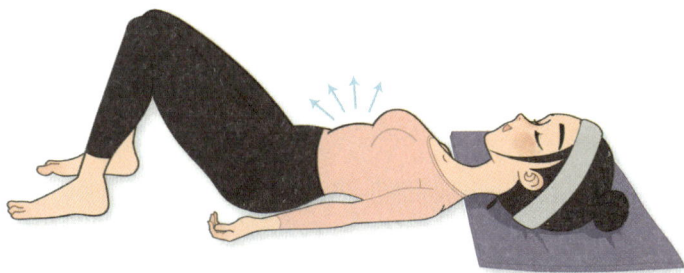

腹式呼吸动作步骤①

②口腔和舌尖放松，让气息缓慢地从鼻腔呼出；感受腹部随呼气自然均匀回弹，肺叶回弹变小，胸廓随之下沉。

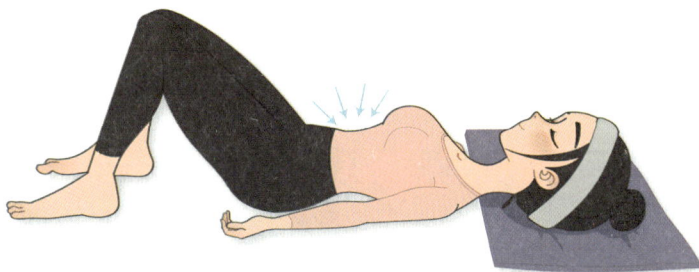

腹式呼吸动作步骤②

练习时长/频次：

每次练习3~5分钟，根据个体差异可以增加练习时长。希望改善睡眠的人群可在夜晚睡前进行。

注意事项：

①保持呼吸轻柔缓慢，不屏息，切忌用力吸气，身体全程保持放松。

②刚开始练习时，建议呼气、吸气时间采用同等比例，如3：3或4：4；练习熟练后可逐渐让呼气时间长于吸气时间，如5：3或6：3或8：4。

③初学者可采用鼻腔吸气、口腔呼气的方式循环进行，注意保持躯体放松。

④针对刚接触呼吸练习的人群，建议先从腹式呼吸开始，熟练后再进行完全式呼吸的练习。

4. 完全式呼吸

适应证及功效：

该练习适合备孕、孕期及产后各阶段女性。完全式呼吸也称为胸腹联合式呼吸，可提升胸廓的灵活性，增强氧供，使摄氧量增加、血氧浓度提高，促进呼吸顺畅，维持良好的肺功能状态。从生理机制而言，这有助于增强机体的免疫防御能力，尤其是对感冒、支气管炎、哮喘等呼吸道疾病的抵御能力。通过肋骨向外、向上360°扩展，帮助背部伸展，缓解肩背酸痛，减少紧张、焦虑情绪，释放压力，重建良好的呼吸模式，有效促进盆腹动力学协调。

动作步骤：

①采用仰卧位或盘腿坐姿，保持自然温和的呼吸以及对呼吸的感知。可以轻柔而不强迫地闭上双眼，并感知空气经过身体哪些部位的本体感受。一手放在胸前，一手轻放于下腹部。

②吸气时，感觉让空气逐渐进入肺的底部，渐至中部、尖部，直到充满整个肺部，使整个胸廓扩张。腹腔也被动地如气球注入空气一样360°充盈扩张。这时双手均可感知到胸腔、腹腔的张力（切记：轻柔、温和，不使用肌肉主动外推的力，如用力去鼓肚子）。

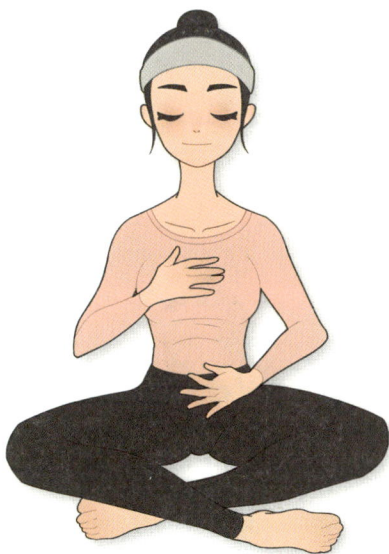

完全式呼吸动作

③呼气时，先呼出肺尖部的空气，然后中部，最后底部；腹腔也随着呼气，

像泄气的气球一般收缩，直至气体排出。重复5～8次后自然地呼吸并放松。

练习时长/频次：

每次3～5分钟，每日可重复练习。

注意事项：

①请勿过度用力呼吸，不憋气，始终以温和、放松的方式进行。

②初学者可选择仰卧位开始练习。

5. 黄金丝带呼吸

适应证及功效：

该练习适合备孕、孕期及产后各阶段女性。黄金丝带呼吸是一种非常柔和而简单的呼吸方法。通过轻柔的呼吸方式，加强对呼吸的感知与控制，有效延长呼气的长度，激活副交感神经系统，缓解紧张、焦虑情绪，改善睡眠。该呼吸方法对处于分娩第一产程的人群很有帮助。在日常生活中感觉情绪紧张、烦躁不安时，可在任何姿态下练习此呼吸方法。

动作步骤：

①采用舒适坐姿，孕期腰部不适可选择半卧位；保持自然而轻柔的呼吸，轻柔地闭上双眼。

②嘴唇轻柔缩拢，用嘴轻轻呼气，牙齿舌头放松，缓慢将气息呼尽，嘴唇闭

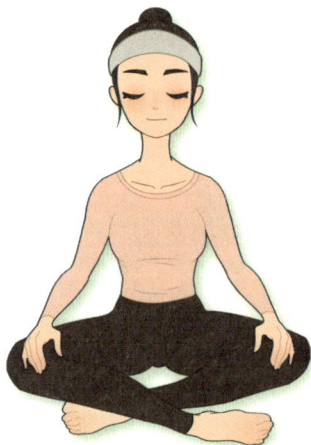

黄金丝带呼吸动作步骤①　　　　　　　　黄金丝带呼吸动作步骤②

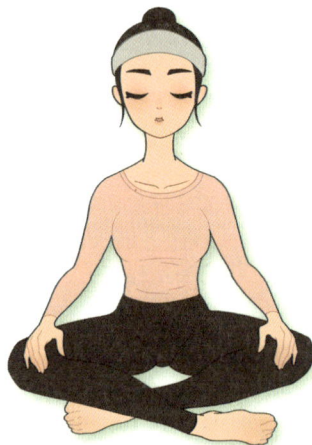

合，用鼻子轻缓、自然地吸气。

③嘴唇缩拢，吐气。想象吐出的气息像美丽的金黄色丝线，呈螺旋状往外飘，然后由大逐渐变小，缓慢呼出。

④重复练习8～10次，然后转为自然鼻腔呼吸。

练习时长/频次：

每组8～10次呼吸，中间暂停，保持自然呼吸；可重复2～3组，练习初期建议3～5分钟即可，熟练掌握后可自行调整练习时长。

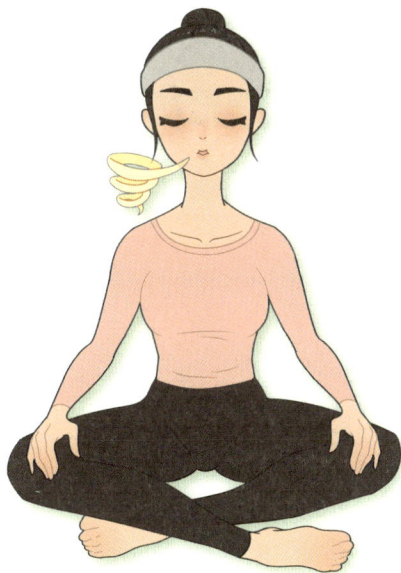
黄金丝带呼吸动作步骤③

注意事项：

①经过规律练习后，呼气时间会自然变得比吸气时间更长。

②注意呼吸方式：鼻吸，嘴呼。

③孕期练习嘴唇呼气时，不能憋气或过分用力。

6. 蜂鸣式呼吸

适应证及功效：

该练习适合备孕、孕期及产后各阶段女性。练习蜂鸣式呼吸时，肋间肌和膈肌有节奏地收缩与放松，呼吸频率会变慢，呼吸会自然延长，有助于提升肺活量，提高肺部功能，改善孕期胸闷症状。同时蜂鸣式呼吸练习通过声音的振动，有放松大脑皮层，镇静安神，改善失眠，缓解抑郁、焦虑的功效，且有利于孕期血糖控制，为分娩做好充分准备。

动作步骤：

①采用任意舒适坐姿，闭上眼睛，自然呼吸，放松全身，感知身体的内部，觉知整个身体随呼吸在自然地进行扩张和收缩运动。保持嘴唇闭合，用鼻子呼吸。

②轻柔地吸气，通过鼻道感受气息向上流动，去向颅腔内部。呼气时发出蜜蜂一般的"嗡……嗡……"声，能感受到头部被声波振动的舒适感，从而获得

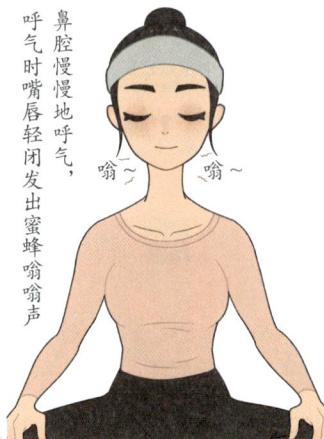

鼻腔慢慢地呼气，
呼气时嘴唇轻闭发出蜜蜂嗡嗡声

嗡~ 嗡~

蜂鸣式呼吸动作

大脑的放松与安宁；呼出所有气体时，感觉"嗡……嗡……"声在头顶的惯性传递。循环往复练习。

③跟随这个声音，如果可能的话，有向上穿到头顶以外区域的感觉。如果习练者可以觉察到气息流动的通道，则可继续觉察能够跟随这个声音走到哪一个高度，离开头腔走到哪一个位置。同时，习练者会感受到自己在清空内在。这个声音如一个向外的呼气，通过同样的通道去感受下一次的吸气，感受吸气带来内在空间的注入感。空气的进出通道是竖直的，而不是像耳道那样的水平方向。当这个通道被感受到，并被觉察到是通畅的后，才能让吸气在这个通道发声。否则只能享受呼气的过程，因为我们在不断排空的同时，外界的干扰还在从水平方向不断地进入内在。所以我们要让吸气这个输入的过程也发生在纵向，而不是继续保持在耳道的水平方向。当吸气和呼气都发生在纵向时，被称为蜂鸣式昆巴卡。

练习时长/频次：

每组8～10次，重复3组，每日1～2次。根据个体感知而定，如感觉舒适可适当增加时长及频次。

注意事项：

①少部分女性在孕期闭眼练习时会出现不安、恐惧的感觉，如果出现此不适感，可半闭双眼，视线向下进行练习。

②在呼吸练习中，如果没有做到良好的排空呼气，就没有空间吸入丰富的气体。所以练习过程中注意呼气时尽量排空肺部，但

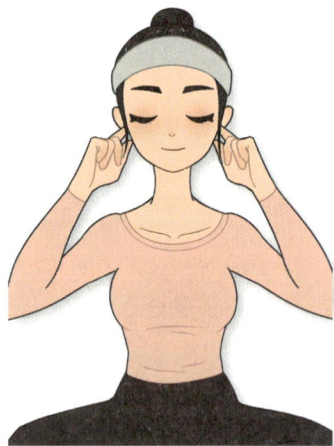

食指塞住双耳道进行蜂鸣式呼吸练习

应避免过度用力。

③熟练掌握后，可进入下阶段——举起双手，食指塞住双耳道进行练习。

7. 左右鼻孔交替式呼吸

适应证及功效：

该练习适合备孕、孕期及产后各阶段女性。左右鼻孔交替式呼吸有助于协调两侧脑半球之间的活动，减压并增加活力，恢复身体和精神上的平衡，改善思虑过多以及紧张导致的睡眠障碍等。

动作步骤：

①任意舒适坐姿，轻轻地闭上双眼，均匀缓慢地呼吸，3~5组自然呼吸后开始左右鼻孔交替呼吸。

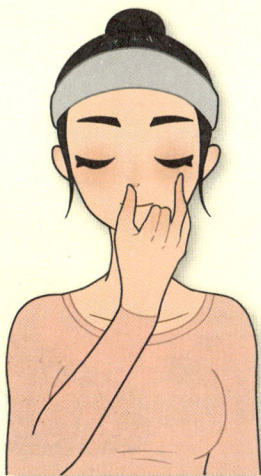

②右手拇指与无名指分别放在鼻翼的两侧进行练习。拇指轻压鼻翼关闭右侧鼻孔，通过左侧鼻道吸气，然后用无名指关闭左侧鼻孔并通过右侧鼻道呼气。随后，再用右侧鼻孔吸气，关闭右侧鼻孔，用左侧鼻孔呼气，这样算一轮呼吸。重复练习几分钟，找到自己舒适的呼吸节奏。

③也可尝试关闭右侧鼻孔，通过左侧鼻道完成一次呼气和吸气；再切换到另一侧鼻道完成下一次呼气和吸气，交替循环。

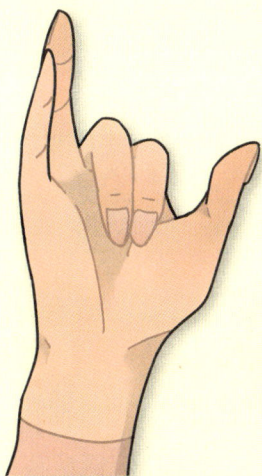

左右鼻孔交替式呼吸时手指　　　　拇指轻压鼻翼　　　　　　无名指轻压鼻翼
姿势

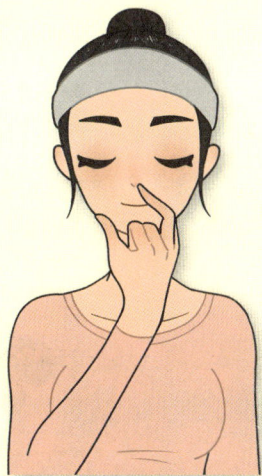

练习时长/频次：

初学者刚开始时每次可练习3~5分钟，熟悉后适当延长时间。

注意事项：

①建议学会腹式呼吸后再进行该呼吸的练习。

②全程呼吸自然轻柔，保持身体姿态的舒适稳定，切忌屏息憋气或过度用力呼吸（特别是孕期练习者）。若有屏息感，可停止，稍作休息后再继续练习。

8. 骶骨式呼吸

适应证及功效：

该练习适合备孕、孕期及产后各阶段女性。骶骨式呼吸能松解骶骨区域僵紧状态，有效缓解下腰痛。并消除疼痛带来的紧张、焦虑情绪。针对孕期及产后女性，该呼吸法将帮助其获得伸肌与屈肌的平衡，除缓解下背痛之外，还能有效促进盆底筋膜与腹壁筋膜的平衡。

动作步骤：

①跪立于地面，双膝打开。孕期女性需给腹部留出足够空间，向前屈髋，额头着地，臀部可以坐在脚跟上方。可选择俯靠于抱枕或健身球上，这会有效释放脊柱压力。

②鼻腔轻柔地吸气，体验胸腔、腹腔依次向后背360°扩张，特别是背侧骶骨区域和前侧腹股沟区域。

③呼气时，感觉盆底被动收缩，腹壁自然回弹，顺着气道慢慢呼出空气。

④重复练习，请将呼吸带到骶骨区域，吸气和呼气时感知骶骨区域的扩张和收缩运动。

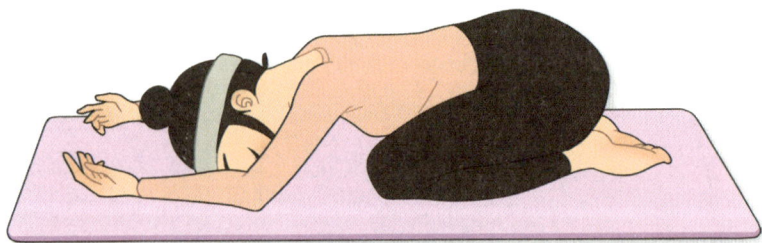

骶骨式呼吸动作

练习时长/频次：

每次练习8~12次，可根据自己身体状况调整呼吸组数和时间长度。

注意事项：

①呼吸过程中不屏息，孕期女性切勿挤压到腹部，给宝宝留出空间。

②学会呼吸的感知训练与腹式呼吸后，再练习骶骨式呼吸，重点是将呼吸带到骨盆。

（三）呼吸练习的注意事项

古老的瑜伽科学中传承了很多呼吸练习方法，本书中推荐的呼吸为简单、安全的练习方法，适合备孕、孕期及产后各阶段女性。初学时，建议不要把注意力过多放在呼吸的时长上，而是放在对呼吸的精微感受上，在瑜伽呼吸中强调呼吸的精微是呼吸深长的基础。呼吸练习中切忌屏息，注意保持身体放松。练习时肌肉会不自觉地产生紧张感，常体现在肩胛区域。每当习练者感觉吸气不够深入时，就容易过度用力吸气，这种行为往往易引起耸肩，从而导致肩膀区域肌群代偿式协助呼吸，进而导致头晕及肩颈不适。练习时，在呼气与吸气的末端不要有任何紧张感与压力感，尽量避免不自主憋气，让每次从吸气到呼气的转变尽可能平缓舒适、轻松自然。

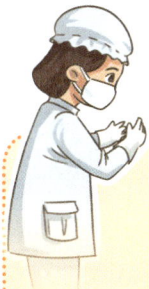

医生嘻哈说：

习练者要始终保持自身的舒服感，自己照顾好自己。照顾好自己首先需要感觉自己，随时判断自己舒服不舒服，如果感觉不舒服要及时停下来让自己回到舒服的状态。最后，还要想想自己不舒服的原因，以便在下次练习时做好准备。

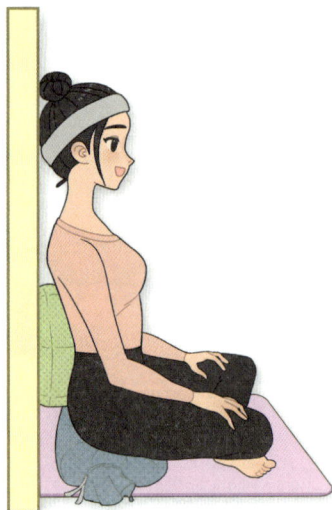
靠墙坐姿

吸气与呼气的速度太快，切换时就可能产生头晕、胸闷、恶心等感觉。注意呼气与吸气的时间比例。建议初学者先进行呼吸感知训练，以避免过度换气导致的头晕、眼花、恶心等症状。习练者应根据自身状况，找到舒适的呼吸节奏与频率。此外，初学者刚练习呼吸法时会觉得不自然，这属于正常现象。随着练习的深入，正确而有规律的呼吸会自然形成。初学者在孕期练习时，建议坐高、坐直（可以靠墙，让背部有支撑），注意姿势规范。

二、关于冥想的练习

冥想是一项独特的技巧，能帮助我们释放压力，改善焦虑情绪，使大脑得到休息，调适身心状态。"冥想（meditation）"一词的英文单词词根与"医药（medical）"和"医治（medicated）"等词的英文词根接近。词根包含注意、关注某物的意思。同时，"冥想"在字典里的意义即思考、思维、反省等，它表达了人类对认知的渴望。尽可能全面地了解自己和周围的环境是人类自古就有的不懈追求，我们对自己和周遭现实的了解越客观就越能获得自由和放松，因为由此产生的超然态度使我们更加包容、不带偏见，并获得平静，从而能更客观全面地看待问题，避免无谓地消耗心理、生理的能量。当我们对现实的感知变得更加敏锐时，便可以获得更多的内在空间去面对问题、解决问题，避免成为情绪波动或情绪过激反应的受害者。

《瑜伽经》中写道："瑜伽就是约束心的波动。"意为：如果你能约束、掌控你的心灵、情绪不起涟漪，就可以达成瑜伽，即合一。在冥想中，首先关注、觉察的不是他人或外部世界，而是自己本身，是平常生活中难以觉察的维度。在这个维度，我们可以超越日常繁忙的思考、评判、幻想或是剧烈的情感体验以及记忆，来到放松、平静、清醒甚至是喜悦的状态。

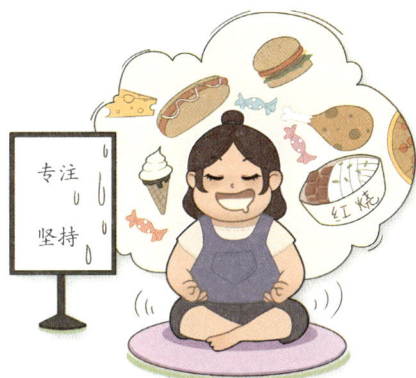

杂念丛生

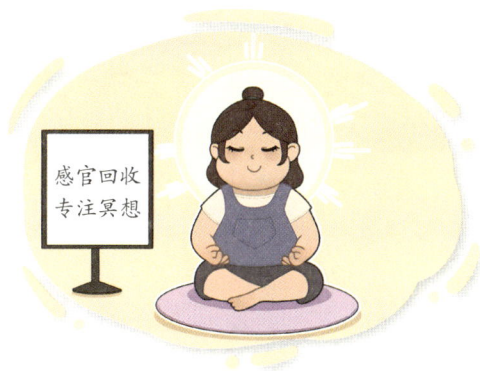

静心冥想

对繁忙的现代人来说，冥想是压力的克星。冥想时，大脑处于清醒、觉察的状态，不被琐碎的念头以及周围发生的事干扰，内心平静。此时习练者的意识并未处于沉睡、做梦或幻想状态，而是清醒、放松、专注于内的。冥想练习的重要目标是让习练者躁动混乱的内心安静下来，觉察心中偏离现实的各种偏见、评判和纷乱，并意识到自己不需要被那些不利于自己的意念所控制，从而获得真正的身心自由、平和与喜乐。在这个基础上，习练者才能改善自己和家人、朋友、同事的关系。

冥想的方法独特、精细且准确。它从简单的注意力训练开始，可让习练者对身体、呼吸、意识进行全方位的自我觉察和了解。随着时间的推移，习练者的愉悦感会增加，思维会变得更加清晰。在初始阶段，冥想具有理疗作用，能够放松紧张的肌肉和自主神经系统，释放精神压力，改善睡眠，培养安宁的情绪，降低习练者对压力的应激反应，增强免疫力，使身心更具活力。

后来，英国国家临床规范研究所同意使用冥想（医学界称为正念），冥想被用来治疗各种与压力相关的病症，因其对神经生理系统有积极的影响，现已成为各种心身疾病的替代疗法。治疗包括焦虑、抑郁、愤怒、依赖、强迫行为、失眠、肌肉紧张、性功能障碍、经前期综合征等病症。多项研究表明，冥想对缓解胃食管反流病、肠易激综合征（irritable bowel syndrome，IBS）等非传染性胃肠疾病有好处，能减轻有非传染性疾病和与生活方式相关疾病患者的疾病负担，如糖尿病、心血管疾病、高血压和多囊卵巢综合征等。冥想可以和体式、呼吸密切结合，且不限于坐、卧的某一固定姿势。可以通过提高免疫力、抗氧化能力、调节激素水平及改善大脑功能来促进健康。

女性在备孕、孕期及产后等特殊时期，由于内在激素及外在形态发生不同变化，会产生情绪、心理、精神变化，本书特将冥想这一古老经典的疗法推荐给读者，希望女性们从中获益。

三、语音冥想——曼陀罗（Mantra）

曼陀罗（Mantra）是一种运用广泛的冥想方法。"Man"代表心识，"tra"代表保护，结合在一起意为蕴含着能量的特定声音结构，是一种古老的通过声音振动来治疗身体的方式，一种引导心灵纯净，身心安宁、放松的方法，简单而有效。所有的声音都有专属的特性，有的令人心安宁，有的令人愉快并富有活力，可以缓解人们的精神压力，治疗精神疾病，帮助人们达到纯净的意识状态。曼陀罗主要是用心去聆听，而非用耳朵去听，它是一种特殊的声音，有独到的特点和效果，并非现代人随意创造、编排而来，其作用来自声音本身和纯粹的振动。

使用曼陀罗冥想，如果不能与呼吸配合好，不但达不到好的呼吸效果，甚至会产生某种破坏肺部活动的后果。这里将为大家推荐两种可以配合呼吸，且简单易学的曼陀罗："OM""So'ham"。

（一）"OM"（A-U-M）简易语音冥想法

《瑜伽经》中写道"OM"是宇宙根本之音。当你闭上眼睛，让心安静下来聆听，就能聆听到大自然中的"嗡"（Mmmm）声，古代圣贤们在练习中感知聆听到的声音，并用有限的文字形式表达为"OM"。"OM"由三个音节：A、U和M组成。"OM"分成四个阶段：啊（A）、呜（U）、嗯（M）和安纳加塔（anagata），安纳加塔（anagata）是超越口头的发音。

适应证及功效：

有效的"OM"唱诵能够促进大脑边缘系统激活，持续练习，能消除负面情绪，平息强迫性的思绪，帮助大脑获得安静，让精神集中、身心安稳；同时，能保持眼睛的水分，即使年龄增长，眼睛也不会干涩。对现代人长时间看电脑、手机等不良用眼习惯带来的不适感能起到有效缓解作用，非常适合备孕及孕期女性在焦虑紧张时进行练习。

准备姿势：

以舒适坐姿或仰卧位平躺，孕中晚期可选择半卧位或坐姿。

动作步骤：

①采用舒适坐姿或仰卧平躺，让身体放松下来，双手可放于小腹上，或放于躯干两侧，自然缓慢地呼吸5次左右，感受身体由呼吸产生的腹壁扩张和收缩运动。

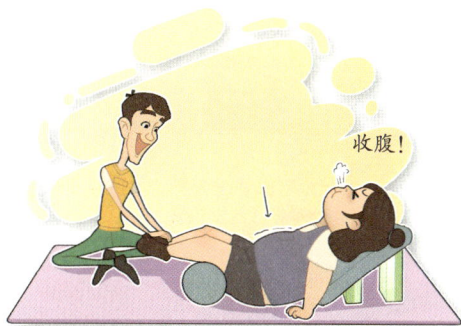

收腹！

孕中晚期半卧位姿势

②用鼻腔吸气，呼气时嘴唇张开，温和轻柔地念诵"A-U-M"；唱诵"M"时嘴唇轻闭，手掌感受下腹部由声音带来的振动。

③可选择双掌重叠于下腹部，唱诵"A"7次，发音为长时间的"aa"，声音从喉咙后面开始，开始时会感觉到下腹部太阳神经丛区域在振动；随后，掌心往上置于胸腔前侧，唱诵"U"7次，发音为长时间的"oo"，此时会感觉到心脏区域乃至整个胸腔振动；掌心往上置于咽喉部喉轮区域，唱诵"M"7次，发音为长时间的"mm"，此时会感觉到振动发生在喉咙区域并往上传导至整个头部；最后将手自然放于膝盖或大腿上，将前面3个音节连在一起，唱诵7次完整的"OM"。

练习时长/频次：

每次练习5~8分钟，中间可随意停下来，全程保持闭眼，感知身体的变化，调整好后自然进入。

注意事项：

①"OM"唱诵过程中感受胸腔、心脏区域的震动，用低音温和唱诵。

②以余音减弱的形式唱诵，末尾如莲花根茎一样，越来越细。

③吸气时间为4~7秒，切记不能强求或因吸气导致紧张；根据个体的能力可以是3秒，呼气时间要比吸气时间长。

④初期练习"m"发音时长是"o"发音时长的3倍。如"o"的部分是3秒，"m"的部分则是9秒。

⑤切记一切练习应当是自然发生的，不刻意为之；应当慢慢地，用不过分努力的方式去练习。

（二）"So'ham"简易语音冥想法

适应证及功效：

可有效培养专注力，促进敏感度提高以及觉知能力提升，帮助头脑平静，消除焦虑、紧张情绪，使心绪平和、安宁。当头脑放松时，血压会下降，能促进心脏的健康，非常适合备孕、孕期、产后不同时期焦虑、紧张的女性，也适合在当下繁忙的现代人。

准备姿势：

舒适坐姿。

动作步骤：

①首先抛开杂念，舒适稳定地坐着，让呼吸安定下来，缓慢、平稳、均匀，整个身体放松。

②用心聆听"so'ham"来自身体内在的声音，吸气时听到柔和的"so"，呼气时听到"ham"。只需静静地坐着，专注且不费力地聆听，让声音伴随着每次

呼吸，不断重复，保持平静。

练习时长/频次：

每次练习5~10分钟，可根据个体练习情况增加或减少练习时长；刚开始可以练习2~3分钟，熟练掌握后延长练习时间。

注意事项：

①注意不要刻意憋气。

②备孕、孕早期、产后女性若感觉身体疲倦，可仰卧练习，让自己深度放松，仰卧时注意保暖，避免着凉。

③孕妈妈们可以在此时保持和宝宝的沟通，将温和的音波传递给宝宝，使宝宝得到如妈妈一般的放松和愉悦。

在曼陀罗冥想中，若大脑无法安静，不必介怀，允许自己意识分散，不带评判地观察升起的念头，然后轻柔地将意识重新带回到"OM"或"So' ham"的感知上。过程中不引发思想斗争，以中立的态度去看待念头的分散，避免对练习的期待、疑虑以及自我评判。当念头出现时，只是做一个旁观者，无须纠缠、无须强化。随着冥想练习的深入，稳定和静谧的感受会自然加深。

（三）闭眼放松的冥想练习

适应证及功效：

女性在备孕、孕期及产后特殊时段，容易因个体因素、角色转化以及外界环境的转变产生紧张、焦虑、恐惧等情绪，从而导致身体机能随之负向转化。应用闭眼放松技巧练习可帮助其感官内收，使嘈杂混乱的内心安静下来，去除心念中的杂质、干扰。同时也可帮助调节自主神经，使之深度放松，内心获得安宁与平和。

准备姿势：

以舒适坐姿或仰卧位平躺，孕中晚期可选择斜卧或坐姿。

动作步骤：

①首先，让眼睛自然轻柔地闭上，视线向下。抛开杂念，把意识带到对呼吸的观察中，自然缓慢地呼吸5～8次或更长时间，直到大脑和身体逐渐安静放松下来。

②开始时会感知到眼部不自觉地眨动，频率有快有慢，这属正常现象；逐渐会发现眨眼的频率发生改变，间隔时间越来越长，眼皮越来越重；持续感受眼睛内部某种自然的放松感，这种放松会蔓延到面部。什么也不做，简单等待和感受这种放松感逐渐蔓延到整个头部—肩膀—手臂—躯干—下肢。

③由内而外地去感受身体，不需要刻意期待发生什么，一切身体的感受都是自然发生的。

练习时长/频次：

初期每次练习3～5分钟，随练习频次增加，逐渐自主延长练习时间。一天中任何时间都可以练习，如早晚睡前、等车时、工间休息时等。

注意事项：

保持耐心，大脑不用思考，仅仅是简简单单放松感受即可。

（四）帮助睡眠的身体扫描练习

适应证及功效：

释放身体紧绷感，改善睡眠，缓解疼痛；缓解紧张、焦虑、恐惧、愤怒等情绪，促进身体与精神的整体放松。

准备姿势：

平躺在地面上，孕中晚期可选择斜卧或侧卧位。

动作步骤：

①尝试放下白天琐碎的事务，以及未完成或担忧的事，让自己回到当下。放下理性的头脑，只是简简单单地感知身体。安静地平躺在地面上，把思绪转向内在的自己。感受呼吸的品质及呼吸的长度，觉察吸气和呼气的长度是否相同。哪一个更长？哪一个更短？只是观察，不作评判，不刻意干扰或改变呼吸。

②接下来，感受身体如何与地面接触，与地面接触的身体部位是否是舒适放松的，这些舒适的部位应该会分布在身体不同区域。为了感知到这些不同的部位，注意力会游走，会觉察到自己是一个整体。不带评判地去感受，没有贴合地面的身体部位，它们与地面的距离有多少，如腰部后侧、脖颈后方、膝盖窝（腘窝）后侧以及脚踝后侧，这些部位给自己带来什么样的感受，感受这些远离地面的部位，是不是平常肌肉张力相对较高，或偶尔会产生疼痛的地方。记得，不带评判，只是感受。

③逐渐地，把注意力带到呼吸上，感知当气息以不间断的方式进出的过程中，什么时候自己的身体后侧会靠向地面以及远离地面，在气息进入和离开过程中，感受自己的气息从腹部、腰的两侧来到胸腔并上升到头部。整个身体像一个圆柱体。腿就像长长的圆柱体，骨盆像一个圆圆的球，有前后、左右，有深度。胸腔是另一个圆球，由骨盆、胸腔形成的躯干是一个长长的圆柱体。在这上面有头颅，它也是一个非常有趣的球。两只手臂也是长长的圆柱体。当吸气时气息进入身体，这些圆柱体会温和扩张；呼气时会像泄气的气球，轻柔地回弹。整个身体好似未上釉的陶罐，空气进入和离开来自每一寸皮肤，包括头颅。

④重复地感知这个过程3～5分钟，感受到整个身体越来越松弛柔软，呼吸的频率与深度在不知不觉中发生了改变，带来更多的安宁、轻盈感，一切的发生都很自然。

练习时长/频次：

每次5～10分钟，根据个体差异逐步延长练习时间至15～20分钟。

注意事项：

①用轻松的方式去觉察、感受身体。切记，不带评判地去感受，接纳觉察到的自己的一切。

②下腰疼痛及膝盖不适的人群，可在膝盖下方垫长1米左右的抱枕或折叠毛毯，使双膝舒适即可。这样可有效缓解腰部及膝关节紧张，释放腹部肌张力，帮助改善呼吸功能及呼吸模式。

（五）帮助睡眠的眼部练习

适应证及功效：

以温和的方式让动作与呼吸同步，帮助身体放松、头脑平静，使习练者恢复睡眠的自然节律，有效改善孕期、产后失眠症状。该练习适用于有睡眠障碍的人群，也可以成为治疗方案的补充练习。

准备姿势：

选择任何舒适的姿势，安静地坐着或平躺在床上；孕中晚期可选择斜卧位或侧卧位。

动作步骤：

①闭上眼睛，保持自然的呼吸，让呼吸变得轻松、容易、缓慢、柔和，不刻意地用力深呼吸。

②慢慢地吸气，在吸气的同时，缓慢地把眼皮抬高一点点，让眼皮之间有一条小小的缝隙即可；然后，用嘴巴慢慢地呼气，在呼气的同时，轻声说"啊"，并慢慢地放下眼皮，轻轻地闭上眼睛。

③重复上述动作5~6次，逐渐让眼皮的动作与呼吸同步，只有眼皮在动，眼球始终保持不动。随后停下来，闭上眼睛，安静地休息几分钟，轻松而自然地呼吸，感受练习带来的镇静效果。

④重复前面的动作，可以把每组动作结束后的休息时间加长一点；安静地休息，感受自己内在创造的宁静。

练习时长/频次：

夜晚入睡前练习3~5分钟，可根据个体需求延长练习时间。

注意事项：

①请不要用力或刻意深呼吸，抬高眼皮时避免让眼睛聚焦于任何东西。

②练习过程中不要努力地想让自己入睡，过度用力的方式会让我们离良好的睡眠更远，只需要静静地等待，让一切自然地发生，放下期待。

第三部分

孕育前的准备

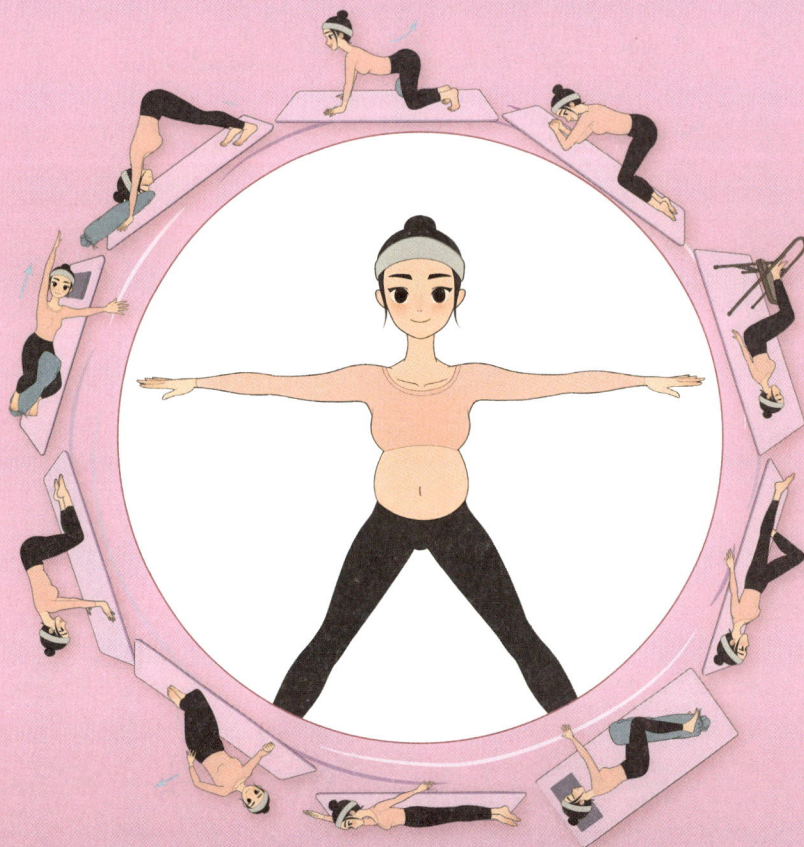

华西医生陪你好"孕"
孕产医学与瑜伽
Huaxi Yisheng Peini Hao "yun":
Yunchan Yixue yu Yujia

一、优生优育

（一）优生优育小百科

1. 什么是优生优育

孕育一个小生命是女性一生中最美好的旅程之一，充满惊奇和欣喜，犹如守护一颗小小的种子在泥土中萌动、发芽，静待破土而出，成为一棵小幼苗！

生命的诞生让人如此欣喜，每一个小家庭都需要付出无微不至的呵护与关爱。植物种子的萌发，需要品质优良、生命力强的种子，还需要适宜的温度、水分、土壤等环境条件。人类生命的延续同样需要健康的胚胎、适宜的母体环境以及为生育保驾护航的一系列孕期保健措施。因此，"优生优育"就成为大家关注的重点。"优生"是希望生育出体格健壮、智力优良的孩子；"优育"是指根据新生儿和婴幼儿的特点，用科学的育儿知识和方法抚育孩子。优生优育的目的是降低遗传病和先天性疾病的发生率，提升人口健康素质和水平，促进社会的可持续发展。

2. 备孕准备之你问我答

问：冬天太冷了，怀孕后能用电热毯吗？

答：高温可能是一种致畸因素。根据流行病学调查，孕妈妈们在孕早期持续高热或接触高温环境，胎儿出生缺陷，尤其是神经管缺陷的发生率高于正常人群。为了避免胚胎受到高温影响而出现先天畸形，孕妈妈们应注意避免接触高温环境，如使用电热毯、泡温泉等。

问：不知道自己怀孕的情况下吃过药，怎么办？

答：首先，需要确认自己的末次月经日期、开始用药和停止用药的准确日期、药物的名称、用法和用药剂量。接下来需要向专业的医学遗传学及生殖医学的医生咨询，并结合上述信息评估具体的用药风险。备孕阶段的夫妇有任何不适一定不要自行用药，而是应该于专科医生处就诊后治疗。

......

未来的爸爸妈妈们肯定还有很多很多的疑问。我们相信，只要具有科学孕育新生命的意识，努力学习新知识的愿望，爸爸妈妈们一定可以随着我们的脚步和宝宝一同安全度过这段美好的人生旅程！

（二）出生缺陷早知道

各位未来的爸爸妈妈们需要了解：出生缺陷是什么？早点知道有什么必要性？什么时候算早？

1. 出生缺陷危害严重

出生缺陷是指婴儿出生前发生的身体结构、功能或代谢异常。出生缺陷可由染色体畸变、基因变异等遗传因素或环境因素引起，也可由这两种因素交互作用或其他不明原因所致，通常包括先天畸形、染色体异常、遗传代谢性疾病、功能异常（如盲、聋和智力障碍等）。

出生缺陷是导致早期流产、死胎、新生儿死亡、婴幼儿死亡和先天残疾的主要原因，严重危害儿童生存和生活质量，给家庭和社会带来沉重的养育压力和经济负担。根据《中国出生缺陷防治报告（2012）》发布的信息，我国出生缺陷总发生率约为5.6%，与世界中等收入国家的平均水平接近，但由于我国人口基数大，每年新增出生缺陷病例数量庞大，平均每30秒就有一名出生缺陷患儿出生。近年来，随着我国出生缺陷防治工作力度的进一步加大，部分对干预措施敏感的严重出生缺陷的发生率逐步下降。同时，由于医疗机构的诊断能力逐步提高，先天性心脏病、神经管缺陷、唇裂和腭裂、唐氏综合征等部分出生缺陷的围产期发现率上升。

人口发展是关系中华民族发展的基石，我国历来高度重视。随着社会发展，晚婚晚育趋势越发明显，高龄孕产妇人数明显上升，而高龄会增加出生缺陷的风险。因此，出生缺陷防治工作至关重要。

2. 哪些出生缺陷可防可治

其实不是所有出生缺陷都无法避免，有些出生缺陷是可防可治的。例如，唐氏综合征，又称21-三体综合征，是最常见的染色体非整倍体异常，由人体细胞第21号染色体多一条所致。唐氏综合征患者存在严重、不可逆的智力障碍，生活无法自理，常被称为"唐氏儿""唐宝宝"。2011年12月，联合国大会将3月21日定为"世界唐氏综合征日"，倡导全社会关注唐氏综合征。唐氏综合征的发生风险与母亲分娩年龄有关，随着母亲年龄增大而增高，因此提倡适龄生育。另外，每对夫妇都有一定风险孕育"唐宝宝"，所以，适龄孕妈妈也应常规接受唐氏筛查，筛查结果提示高风险的孕妈妈须及时进行产前诊断，才可有效避免生育"唐宝宝"。

3. 出生缺陷预防需要每个家庭成员共同参与

出生缺陷三级预防措施是降低出生缺陷率的综合防治策略：

一级预防是指防止出生缺陷儿的发生。通过在婚前、孕前和孕早期进行健康教育、优生检查和咨询指导，预防和减少出生缺陷的发生。

二级预防是指减少严重出生缺陷儿的出生。通过在孕期开展产前筛查和产前诊断，减少致死、致残缺陷儿的出生。

三级预防是指对新生儿进行先天性疾病筛查和诊断，及时治疗，预防和减少儿童残疾。

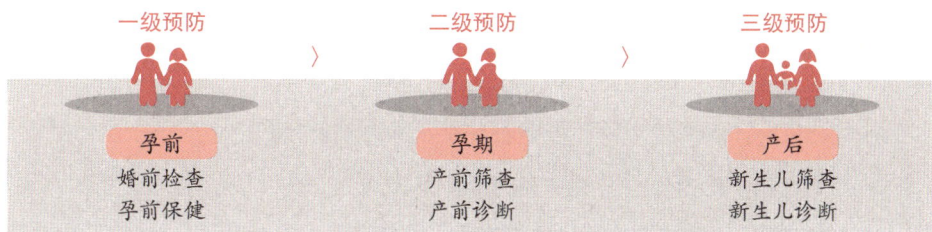

一级预防	二级预防	三级预防
孕前	孕期	产后
婚前检查 孕前保健	产前筛查 产前诊断	新生儿筛查 新生儿诊断

出生缺陷三级预防措施

我国历来高度重视出生缺陷防治工作。2005年，我国政府决定将每年9月12日定为"中国预防出生缺陷日"，大力开展出生缺陷防治知识普及和疾病筛查工作，动员社会各界了解出生缺陷。出生缺陷防治工作是一项系统工程，需要政府建立和完善优生优育的医疗健康保障体系，社会广泛关注和落实各项生育支持政策和措施，家庭提高优生优育的意识并积极配合。通过各方的共同努力，尤其是准爸爸准妈妈们的共同参与，在婚前、孕前、孕期及分娩后进行优生咨询及必要的检查，从而达到有效预防的目的。

（三）科学备孕小课堂

要做到科学孕育，备孕夫妇需要注意以下三个方面：

1. 孕前保健及检查：科学备孕第一步

通常在孕前3个月评估和改善备孕夫妇的健康状况，减少可能导致出生缺陷的风险因素，预防缺陷儿的发生。为了做好科学备孕的第一步，备孕夫妇应响应国家"适龄婚育、优生优育"的号召，主动接受孕前健康教育及指导，主要内容包括以下几点。

（1）孕前健康教育。

①有准备、有计划地妊娠，尽量避免高龄妊娠（即≥35岁）。

②合理补充营养，控制体重增加。

③补充叶酸0.4~0.8毫克/天，或含叶酸的复合维生素。既往生育过神经管缺陷（neural tube defects，NTDs）儿的孕妈妈，则需每天补充叶酸4毫克。

④有遗传病、慢性疾病和传染病而准备妊娠的女性，应请专科医生评估并指导。

⑤合理用药，避免使用可能影响胎儿正常发育的药物。

⑥避免接触生活及职业环境中的有毒有害物质（如放射线、高温、铅、汞、苯、砷、农药等），避免密切接触宠物。

⑦改变不良的生活习惯（如吸烟、酗酒、吸毒等）及生活方式；避免高强度

工作，避免高噪声环境和家庭暴力。

⑧保持心理健康，解除精神压力，预防孕期及产后心理问题的发生。

⑨合理选择步行、游泳等运动方式。

（2）孕前咨询。

备孕夫妇应到医院进行孕前咨询。医生通过了解备孕夫妇的健康状况、既往疾病史、家族史、孕产史、生活方式、工作环境等，评估是否存在影响妊娠的因素。

（3）孕前检查。

①夫妇双方均应进行综合性体检，了解自身健康状况。

②女性孕前应进行子宫颈细胞学检查、TORCH〔toxoplasma（弓形虫）、others（其他病原微生物）、rubella virus（风疹病毒）、cytomegalovirus（巨细胞病毒）、herpes simplex virus（单纯疱疹病毒）〕筛查、甲状腺功能检测等。

③遗传病携带者筛查：遗传病携带者筛查一般是指对无症状的夫妇进行遗传学检测，了解夫妇双方是否携带染色体结构变异或隐性遗传病的致病变异，评估后代遗传病发病风险，经过遗传咨询选择最适宜的生育方案。遗传病携带者筛查主要包括单基因病携带者筛查和染色体病携带者筛查。

a. 单基因病携带者筛查。

备孕或早孕的夫妇可以选择进行单基因病携带者筛查。单基因遗传病是导致出生缺陷的重要原因，约占婴儿死亡病因的20%。对于地中海贫血、脊髓性肌萎缩症、肝豆状核变性等常染色体隐性遗传病来说，如果随机婚配的夫妇双方碰巧都是同一基因的致病变异携带者，后代有1/4的概率患病。对于血友病、进行性肌营养不良等X连锁隐性遗传病来说，家系中致病基因一般由女性携带者传递，其男性后代有1/2的概率患病。

单基因病携带者筛查始于20世纪70年代，主要针对特定种族的某一种或几种已知高风险的隐性遗传病（如在德系犹太人群中进行Tay-Sachs疾病筛查），或针对某一特定地区发病率较高的遗传病（如针对地中海沿岸国家和我国华南地区进行地中海贫血携带者筛查）。《中国妇幼健康事业发展报告（2019）》

显示，单基因病携带者筛查对我国地中海贫血防治成效明显，与2006年相比，2017年广东、广西胎儿水肿综合征（重型α地中海贫血）发生率降幅分别达91%和93%。随着遗传学检测技术的发展，地中海贫血、脊髓性肌萎缩症、耳聋等多种遗传病的单基因病扩展性携带者快速筛查已应用于临床，包含的目标疾病从几十种至数百种不等，大幅提高了单基因病的筛查效率。

b. 染色体病携带者筛查。

研究显示，50%~70%流产胚胎存在染色体异常，部分是由于夫妇一方染色体平衡易位所致。染色体平衡易位携带者自身一般无明显异常，但在生育时有较高的流产、死胎、染色体异常等风险。目前，染色体病携带者筛查通常是针对高危人群，包括有不明原因的自然流产、死胎、新生儿死亡史，生育过畸形胎儿或染色体病患儿的夫妇及原发不孕的夫妇等。对于筛查结果异常的备孕夫妇，可向遗传咨询医师了解相关疾病的遗传机制、生育染色体病患儿的风险及有效的干预手段。

2. 孕期保健：孕期关爱须知

准父母们在孕期需要在产科、医学遗传科、检验医学科、医学影像科、营养科及其他专科医生指导下进行规范的孕期保健和检查，及时发现孕妈妈的妊娠期疾病及胎儿发育异常，保障孕妈妈和宝宝的安全。

（1）孕期健康教育及指导。

孕早期：

①学习预防流产的知识。

②获取孕期营养和生活方式的指导。

③继续补充叶酸0.4~0.8毫克/天至孕3个月。

④避免接触有毒、有害物质。

⑤慎用药物。

⑥改变不良的生活方式。

⑦保持心理健康。

孕中期：

①学习预防流产、早产的知识。

②了解与妊娠相关的生理知识。

③获取孕期营养和生活方式的指导。

④了解孕中期胎儿染色体非整倍体异常筛查、胎儿系统超声筛查、妊娠期糖尿病筛查的意义。

⑤根据医嘱补充铁剂、钙剂。

孕晚期：

①学习分娩相关知识（临产的症状、分娩方式指导等）。

②注意胎动及胎儿宫内情况的监护。

③母乳喂养指导。

④新生儿护理指导、新生儿疾病筛查及免疫接种指导。

⑤抑郁症的预防和产褥期护理指导。

（2）孕期检查。

①常规孕期保健：在专业的医疗机构建立孕期保健手册，在孕早期、孕中期及孕晚期的不同阶段进行规范的孕期检查。

②产前筛查与产前诊断：产前筛查与产前诊断可有效减少出生缺陷，是预防出生缺陷的二级措施。其中，产前筛查是指通过简便、经济和较少创伤的检测方法，从人数众多的孕妈妈群体中筛查出某些胎儿可能存在先天性缺陷的高风险的孕妈妈，从而针对这部分孕妈妈做进一步检查以明确诊断。产前筛查技术易于普及，可广泛覆盖各个地区，同时使医疗资源合理分配。产前诊断则是在产前筛查的基础上，应用各种检测手段了解胎儿在宫内的发育状况，对先天性缺陷和遗传性疾病作出诊断，包括绒毛活检、羊膜腔穿刺及脐静脉穿刺等有创的介入性产前诊断技术，以及产前超声、胎儿磁共振成像技术等医学影像学技术。通常，产前筛查为高风险的孕妈妈需要借助介入性产前诊断技术获取胎儿来源的样本进行实验室检测，从而明确诊断。筛查必须结合科学的诊断，才能更准确地防治出生缺陷。

在孕期通过产前筛查和产前诊断，可以有效减少严重出生缺陷儿的出生，指导准父母们做好分娩管理，例如选择有治疗能力的医院进行治疗和分娩，及时对遗传病胎儿在出生时或出生后进行治疗，改善患儿的预后。目前常用的产前筛查与产前诊断技术如下：

a. 血清学筛查。

通过定量测定孕妈妈血清中生物标志物浓度，结合孕妈妈的年龄、孕周、体重等信息，对胎儿患有唐氏综合征（21-三体综合征）、18-三体综合征、开放性神经管缺陷的风险进行评估，从而筛查出需进一步进行产前诊断的高风险孕妈妈。

通常于妊娠9～13^{+6}周进行孕早期母体血清学筛查，结合胎儿颈项透明层厚度（nuchal translucency，NT）检查可达到较好的筛查效果；妊娠15～20^{+6}周进行孕中期母体血清学筛查。

温馨提示：血清学筛查也就是我们常说的"唐筛"，不少孕妈妈以为"唐筛"就是"糖筛"（即妊娠期糖尿病筛查），千万不要因为混淆了这两项检查而错过检测时间。"唐宝宝"是指宝宝患有唐氏综合征，而"糖宝宝"是因为母体高血糖导致胎儿发育异常，两者可不一样哦！

b. 无创产前筛查（non-invasive prenatal screening，NIPS）。

NIPS应用高通量基因测序等分子遗传学技术检测孕期母体外周血中胎儿游离DNA片段。NIPS筛查的目标疾病为三种常见胎儿染色体非整倍体异常，即21-三体综合征、18-三体综合征、13-三体综合征。检测的适宜孕周为12～22^{+6}周。

传统的"唐筛"费用相对较低，但存在检出率低、假阳性率高等问题。较低的检出率导致"漏筛"的发生，患儿的出生给家庭与社会带来沉重负担。较高的假阳性率则增加了不必要的介入性产前诊断操作，为孕妈妈及其家庭带来焦虑及心理压力。而NIPS由于筛查效率更高，得到很多孕妈妈的青睐。随着技术的发展，增加了检测位点和分析方法等，升级为NIPT Plus，可检测更多染色体微缺失、微重复等异常，实现了更全面的检测。

c. 孕期超声检查。

孕期超声检查包括妊娠早期超声检查，妊娠中、晚期常规超声检查，胎儿系统超声检查，针对性超声检查等。

妊娠11～13^{+6}周，测量胎儿NT的厚度，核定孕周。如果胎儿NT增厚，那么可能与遗传学异常及胎儿发育异常有关，可考虑绒毛活检或羊膜腔穿刺检查。

根据目前超声技术水平，原则上妊娠20～24^{+6}周行胎儿系统超声筛查，筛查严重胎儿结构畸形，包括无脑畸形、无叶型前脑无裂畸形（简称无叶全前脑）、严重脑膜脑膨出、严重开放性脊柱裂伴脊髓脊膜膨出、严重胸腹壁缺损伴内脏外翻、单心室、单一大动脉、双肾缺如、四肢严重短小的致死性软骨发育不良。

对于上述血清学筛查或NIPS检测结果为高风险、超声提示胎儿异常的孕妈妈，均应进一步行介入性产前诊断。

d. 介入性产前诊断。

介入性产前诊断主要是指在影像学手段的辅助下，对胎儿及其附属物组织进行取样，方法包括绒毛活检、羊膜腔穿刺、脐静脉穿刺、胎儿镜下活检以及胎儿组织活检手术，获取胎儿来源的样本进行遗传学检测。临床上以羊膜腔穿刺和绒毛活检最为常用。获取的胎儿来源样本通过一系列实验室检测进行染色体或基因变异分析。

e. 胎儿宫内治疗。

部分胎儿疾病可以在孕期进行宫内治疗，比如双胎妊娠发生合并症或畸形时，可以选择性减胎以保障另一胎儿的正常发育；胎儿发生重度脑积水、重度肾积水、巨膀胱、大量胸腔积液、大量腹腔积液，可以放置羊膜腔-体腔分流管以保障重要脏器的发育；部分严重的胎儿先天性心脏病，如瓣膜疾病或心律失常可以在宫内进行球囊扩张治疗以及胎盘药物转运治疗；重度膈疝的胎儿可以进行胎儿镜下气管球囊封堵术；后尿道瓣膜引起胎儿巨膀胱的可以进行胎儿镜下后尿道瓣膜切除术；部分上气道梗阻的胎儿可以进行胎儿镜下激光电凝切开术；脊髓膨出的胎儿可以进行开放性或胎儿镜下修补术；羊膜带综合征的胎儿可以进行胎儿镜下羊膜带松解术；患有胎儿肿瘤（如巨大肺囊腺瘤、巨大骶尾部畸胎瘤）或胎盘肿瘤（如巨大胎盘绒毛膜血管瘤）的胎儿可以进行肿瘤凝固消融术；严重贫血的胎儿可以进行宫内输血治疗；重度羊水过多的情况下还可以进行羊水减量术。

3. 新生儿和儿童保健：宝宝成长必备

随着全生命周期健康管理理念的发展，新生儿和儿童保健也需要新手爸爸妈妈们高度重视。

①新生儿出生后，应在医院进行全面体检，评估生长发育状况，及时发现异常并处理。

②按照国家计划免疫程序，进行新生儿的免疫接种工作（乙肝疫苗、卡介苗等），新手爸爸妈妈们在社区医院可以了解免疫规划疫苗和非免疫规划疫苗的防控知识。

③进行新生儿遗传代谢病筛查和听力筛查。新生儿出生后，在医院及时进行新生儿疾病筛查、诊断与治疗，对先天性甲状腺功能减低症、苯丙酮尿症和听力障碍等患儿可给予及时干预，改善患儿预后。

例如，苯丙酮尿症是常染色体隐性遗传病，是一种常见的可以治疗的氨基酸代谢异常疾病，在中国的平均发病率约为1/11000。经筛查确诊的新生儿通过及时控制苯丙氨酸的摄入可以达到满意的治疗效果，其智力及体格发育多数能够达到或接近正常水平，很多患儿能正常就学、就业、结婚和生育。

耳聋在我国新生儿中的发病率为1‰～3.47‰，遗传因素致聋占比达50%～60%。虽然耳聋相关基因众多，但是中国人群中有明确的常见耳聋基因及其热点致病变异。在中国人群中，耳聋基因致病变异携带率至少达15%；另外，还有2.4‰的线粒体耳聋易感变异携带者，这些个体在特定的因素影响下，特别是使用氨基糖苷类抗生素后，易发生耳聋。目前医院常规开展新生儿耳聋基因筛查，结合听力检测结果，可早期发现遗传性耳聋患者，实现早期干预及延缓听力下降。

④辖区医疗机构工作人员还会在产后3～7天、28天进行产后家庭访视，了解宝宝的生长发育情况；新手爸爸妈妈们也需要按照儿童保健要求带宝宝到医院进行定期的体检和保健。

二、复发性流产

近年来，我国乃至全世界的生育力呈现显著下降的趋势，一方面不孕不育的发病率不断升高，另一方面复发性流产的发病率也呈现逐年升高的趋势。据报道，我国复发性流产的发生率为1%～5%，也就是说，全国每100对夫妇就会有1~5对发生复发性流产，如果不及时干预，不仅会给患者及其家庭带来严重的经济负担，而且还将对患者的身心健康造成极大的影响。在一次次流产后，患者对再次怀孕充满渴望与恐惧的矛盾心理，既渴望宝宝进入宫殿（入住子宫），又惧怕宝宝过早出宫（自然流产或早产），长此以往，对患者及家庭的危害可想而知。

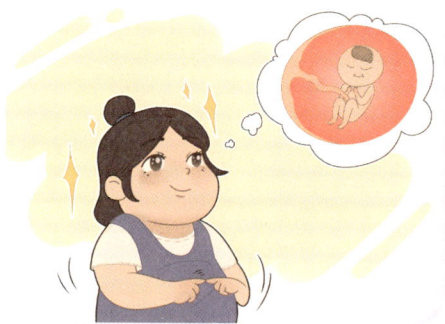

宝宝入宫

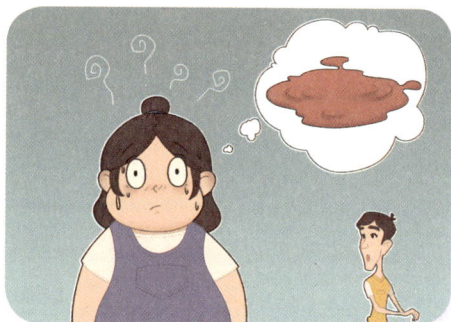

宝宝出宫

如何让宝宝在宫殿（子宫）中健康成长，避免流产的发生？相信这是每一位准父母的心愿。为了更好地实现这一目标，相关的知识储备必不可少。只有了解背后的原因，才能在生活中最大限度地进行预防。

（一）复发性流产的定义

在我国，自然流产（spontaneous abortion，SA）指妊娠不足28周、胎儿体重不足1000克而妊娠终止者，而关于复发性流产（recurrent spontaneous abortion，RSA）的定义在世界各地有所不同。我国将与同一配偶连续发生2次及以上在妊娠28周

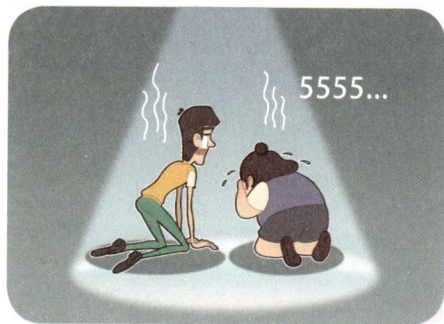

复发性流产后心情悲伤

之前的妊娠丢失定义为复发性流产，包括生化妊娠。

复发性流产的危害不容小觑：一方面，复发性流产对再次怀孕具有重要的影响，流产次数越多，再次怀孕后发生流产的风险越高，曾有3次以上连续自然流产史的患者再次妊娠后流产的风险为40%～80%。另一方面，复发性流产患者再次妊娠发生各种严重妊娠并发症的概率也显著升高，且复发性流产患者有可能合并其他器官或系统的疾病，如果不及时进行干预，可能给患者及其家庭带来巨大的痛苦，也可能对患者的健康状况造成极大的危害。

（二）复发性流产的病因

复发性流产的病因十分复杂，目前已知的复发性流产病因主要包括遗传因素（胚胎染色体异常、夫妇双方染色体异常）、生殖道解剖结构异常、内分泌异常、生殖道感染、免疫功能异常（免疫功能紊乱）、易栓症和男方因素，还有约40%的复发性流产基于现有手段无法查明原因，称为"不明原因复发性流产"。此外，不良生活习惯、不良嗜好、不良环境暴露、不良情绪也可能作为复发性流产的危险因素，增加复发性流产的风险。

妊娠不同时期的复发性流产，其病因有所差异。妊娠12周之前的早期流产多由遗传因素、内分泌异常、免疫功能异常及血栓前状态等所致；妊娠12～28周的晚期流产，多见于血栓前状态、宫内感染及胎儿严重的先天性异常，如巴氏水肿胎、致死性畸形等。晚期流产但胚胎组织新鲜，甚至娩出胎儿仍有生机者，多数是子宫解剖结构异常、生殖道感染、胎盘后血肿或胎盘剥离所致。

1. 遗传因素

遗传因素主要指胚胎染色体异常和夫妇双方染色体异常。

（1）胚胎染色体异常。

胚胎染色体异常是导致自然流产最常见的病因。在复发性流产夫妇中，胚胎染色体异常占比能达到29%～57%，可以说是最常见的原因。胚胎染色体异常引起的流产可发生于妊娠的任何阶段。研究发现，自然流产的孕周越小，胚胎染色体异常的发生率越高，自然流产发生得越早，胚胎染色体异常的发生率越高。夫妇自身因素、环境因素均可引起胚胎染色体异常，值得注意的是，胚胎染色体异常并不一定是夫妻双方染色体异常引起的，绝大多数来源于配子（精子、卵子）或胚胎形成过程中的突变。胚胎染色体异常所致的复发性流产更多见于35岁以上的高龄孕妇，可能与卵子老化有关。

细胞遗传学研究发现，胚胎染色体异常中大部分是数目异常，比例高达86%，主要包括各种染色体三体、多倍体、X单倍体等，6%为染色体结构异常，其他可能为嵌合体、葡萄胎等情况。

（2）夫妇双方染色体异常。

研究发现，3%～8%的复发性流产夫妇中至少有一方存在染色体异常，其中92.9%为结构异常，少部分为数目异常。染色体结构异常包括相互易位、嵌合体、缺失及倒位等。其中以平衡易位（24.7%）和罗氏易位（17.6%）最为常见。常见的染色体数目异常有特纳综合征（turner syndrome，TS）、克氏综合征（klinefelter syndrome，KS）等。

目前，学界建议对复发性流产夫妇进行外周血及其流产组织的染色体核型分析。夫妇染色体核型分析发现有染色体异常者应进行遗传咨询。发现2次及以上流产物染色体异常者，可考虑通过胚胎植入前遗传学检测技术受孕，又称"第三代试管婴儿"。

2. 生殖道解剖结构异常

生殖道解剖结构异常约占复发性流产病因的12%～15%，包括先天性生殖道解剖异常和获得性生殖道解剖异常两大类。凡是能影响胚胎生长发育的生殖道结构和功能异常均可能引起流产。值得注意的是，解剖因素引起的复发性流产多发生在妊娠12周之后。

（1）先天性生殖道解剖异常。

先天性生殖道解剖异常包括纵隔子宫、鞍状子宫、双角子宫、弓形子宫、单角子宫、双子宫、子宫发育不良等，其中以纵隔子宫最为常见。

对于子宫纵隔出现自然流产、复发性流产或子宫纵隔明显的患者，可采用宫腔镜切除纵隔；对于双角子宫或鞍状子宫的复发性流产患者，建议进行子宫矫形术；单角子宫患者无有效的手术纠正措施，但单角子宫合并的残角子宫有功能者（多表现为有内膜或痛经），则建议切除残角子宫，同时切除残角子宫侧输卵管，以减少残角子宫妊娠及残角子宫侧输卵管妊娠的发生率。同时应加强孕期监护，及时发现并发症并予以处理。

（2）获得性生殖道解剖异常。

获得性生殖道解剖异常主要有宫腔粘连、子宫颈机能不全、子宫肌瘤、子宫内膜异位症和子宫腺肌病等，其中子宫肌瘤是最常见的获得性子宫畸形病因。子宫颈机能不全是造成孕晚期复发性流产的主要原因之一。

子宫颈环扎术是治疗子宫颈机能不全的主要手段，可以有效预防孕晚期流产和妊娠34周前的早产。对于有宫腔粘连的复发性流产患者，建议进行宫腔镜粘连分离术，术后放置球囊或宫内节育器，防止再次粘连，并联合周期性使用雌激素以促进子宫内膜生长。子宫黏膜下肌瘤患者宜在妊娠前进行宫腔镜肌瘤切除术，体积较大的肌壁间肌瘤应进行肌瘤剔除术。

3. 内分泌异常

多种内分泌疾病与复发性流产的发生密切相关，约17%～20%的复发性流产患者存在内分泌异常，主要包括多囊卵巢综合征、胰岛素抵抗、黄体功能不全、高泌乳素血症、甲状腺功能异常、糖代谢异常等，其中多囊卵巢综合征、胰岛素抵抗、甲状腺功能异常、黄体功能不全与早期流产的关系尤为密切。

建议复发性流产患者接受常规的性激素水平检测、甲状腺功能检测以及空腹血糖筛查，必要时进行葡萄糖耐量试验和胰岛素释放试验。有内分泌异常的患者，如多囊卵巢综合征、胰岛素抵抗、甲状腺功能亢进症（甲亢）、甲状腺功能减退（甲减）及亚临床甲状腺功能减退症（亚临床甲减）、糖尿病等，应该在孕前及孕期积极监测及治疗。

4. 生殖道感染

生殖道感染与偶发性自然流产相关，但是和复发性流产的关系不明确。任何能够造成菌血症或病毒血症等全身严重感染的疾病均可引起偶发性流产。但生殖道各种病原体（支原体、衣原体、假丝酵母菌等）感染以及TORCH感染不属于复发性流产的病因。

虽然生殖道感染对复发性流产的影响不大，但是对于有生殖道感染病史或症状的患者，应在孕前按常规对生殖道分泌物进行白带常规、支原体、衣原体等筛查。存在生殖道感染的复发性流产患者，应在孕前根据病原体的类型给予针对性治疗，尽量等待感染控制后再受孕，避免在妊娠早期使用全身性抗生素。

5. 免疫功能异常（免疫功能紊乱）

研究表明，免疫功能异常是复发性流产最为重要的病因之一，也是治疗的难点。这里的免疫功能异常指机体免疫细胞、免疫系统的功能异常，与我们常说的"免疫力"无关，不能画等号，"提高免疫力"也并不能规避这一问题。免疫功能异常可分为自身免疫异常和同种免疫异常两方面。近年来，随着对复发性流产研究的不断深入，越来越多的免疫功能异常被发现。许多曾经认为的不明原因复发性流产，也逐渐被归因于免疫功能异常，尤其是同种免疫异常。

（1）自身免疫异常。

机体自身免疫异常，可攻击正常细胞，导致自身组织损伤和器官功能障碍，引发自身免疫性疾病。自身免疫异常诱发复发性流产主要与抗磷脂抗体综合征（anti-phospholipid syndrome，APS）、系统性红斑狼疮（systemic lupus erythematosus，SLE）、干燥综合征（sjogren syndrome，SS）、未分化结缔组织病（undifferentiated connective tissue disease，UCTD）等自身免疫性疾病有关。自身免疫疾病引起复发性流产的机制较为复杂，可能与某些抗体对妊娠组织的靶向攻击有关，也可能与某些自身抗体有关。

根据自身抗体的作用范围，可分为组织非特异性自身抗体和组织特异性自身抗体两种。组织非特异性自身抗体可与全身各个器官的抗原发生反应，包括抗磷脂抗体（anti-phospholipid antibody，APLA）、抗核抗体（antinuclear antibody，ANA）等；组织特异性自身抗体主要与某一特定的组织结合，包括抗精子抗体（anti-sperm antibody，AsAb）、抗甲状腺抗体（anti-thyroid antibodies，ATA）等。值得注意的是，并非所有的自身抗体都会引起复发性流产。目前被证明能够引起复发性流产的自身抗体主要包括抗磷脂抗体（APLA）、抗核抗体（ANA）、抗SS-A/SS-B抗体三大类。抗磷脂抗体（APLA）是引起复发性流产的主要原因之一，也是抗磷脂抗体综合征（APS）这一疾病的诊断依据。目前已发现的抗磷脂抗体有20余种，其中以狼疮抗凝物（lupus anticoagulant，LA）、抗心磷脂抗体（anti-cardiolipin antibody，aCL）和抗 β_2 糖蛋白 I 抗体（anti-β_2 glycoprotein I antibody，anti-β_2 GP I Ab）最具有代表性和临床相关性。持续的高滴度阳性是抗磷脂抗体综合征（APS）的重要实验室表现。抗磷脂抗体综合征（APS）的典型表现为动静脉血栓形成、血小板计数减少、习惯性流产、胎儿生长受限（fetal growth restriction，FGR）、死胎、子痫前期和胎盘功能不全等不良妊娠结局。抗磷脂抗体综合征（APS）是复发性流产最为重要且可以治疗的病因之一。近年来，抗核抗体（ANA）也被证实与复发性流产相关，ANA阳性的患者流产率、不良妊娠结局发生率均高于ANA阴性的患者，而抗SS-A/SS-B抗体较为特殊，可与胎儿的心脏组织结合，引起胎儿心脏传导阻滞，继而引起复发性流产。但抗精子抗体（AsAb）等与复发性流产无关。

对于复发性流产患者，建议常规筛查有关免疫指标来判断复发性流产是否与自身免疫因素相关，主要检查手段包括抗磷脂抗体（APLA）、自身抗体谱、补体、免疫球蛋白等的检测。此外，自身免疫疾病患者常常出现合并凝血功能异常，这也会增加复发性流产的风险，通常会建议对患者进行凝血功能的筛查。自身免疫异常相关复发性流产的治疗以糖皮质激素、免疫抑制剂为主，必要时辅以抗凝治疗。常用药物包括泼尼松、羟氯喹、阿司匹林、低分子肝素等，具体治疗方案需要由专业的生殖免疫科医生或妇产科医生与风湿免疫科医生共同制定。

（2）同种免疫异常。

胚胎同时携带父亲和母亲的抗原，对于母亲而言是同种异体半抗原，但是母亲的子宫不仅没有排斥胎儿，反而持续地维持胚胎发育、成长，这与母胎免疫耐受现象密切相关。正常妊娠需要母体免疫系统对父方来源的胎儿抗原发生免疫识别，并产生免疫耐受，以利于维持正常妊娠的免疫耐受微环境。同种免疫异常指母体对胚胎父系抗原识别异常，母体免疫系统对胎儿产生强烈的排斥而导致流产。为什么会产生同种免疫异常，目前还不清楚。学界对同种免疫异常复发性流产仍处于研究阶段，所以国内很多学者将其归结为"不明原因复发性流产"。封闭抗体缺乏、自然杀伤（natural killer，NK）细胞数量及活性异常都可能与不明原因复发性流产的发生密切相关。

由于对其发病原因还不清楚，所以目前也缺乏有效的诊断和治疗方法。一般诊断同种免疫异常需要排除其他已知的原因。目前对同种免疫异常的治疗缺乏共识，大多是经验性治疗，常用手段包括淋巴细胞主动免疫治疗（lymphocytes immunotherapy，LIT）、静脉注射丙种球蛋白等，但是治疗效果尚存在争议。

6. 易栓症

易栓症又称为血栓前状态，是指多种因素引起的凝血、抗凝和纤溶系统功能失调，表现为凝血功能异常增高和纤溶功能降低的一种病理过程。通俗来说，易栓症即容易形成血栓的一种状态。妊娠期需要胚胎和母体之间形成良好的血液循环，以输送营养、代谢废物。妊娠期易栓症可导致患者子宫螺旋动脉或绒毛血管微血栓形成，甚至形成多发性胎盘梗死灶，导致子宫、胎盘循环血液灌注不良，胚胎或胎儿缺血、缺氧，最终导致发育不良甚至流产。易栓症根据发病原因分为遗传性和获得性两种。

（1）遗传性易栓症。

遗传性易栓症是与凝血、抗凝和纤溶有关的基因突变所造成的，多为常染色体显性遗传。遗传性易栓症主要包括抗凝蛋白（蛋白C、蛋白S、抗凝血酶Ⅲ）缺陷症、凝血因子V Leiden突变、遗传性高同型半胱氨酸血症、凝血酶原基因突变等。遗传性易栓症与深静脉血栓及妊娠中晚期流产密切相关，与早期复发性流产关系尚不明确。

（2）获得性易栓症。

获得性易栓症主要包括抗磷脂综合征、获得性高同型半胱氨酸血症以及各种易导致血液高凝状态、血栓形成的疾病（如系统性红斑狼疮等）。此外，病程较长且病情控制不良的高血压、糖尿病、慢性肾病、长期卧床、激素替代等，也可能增加血栓形成的风险。

对于各种易栓症引起的复发性流产，抗凝治疗是公认的最有效的治疗方法，常用药物包括低剂量阿司匹林、低分子肝素。用药时间从发现妊娠即开始，必要时可持续整个孕期，在终止妊娠前24小时停止使用。有些患者为了预防产后血栓，还需要在分娩后继续使用一段时间的抗凝药物。妊娠期使用低分子肝素对孕妈妈和胎儿均有较高的安全性，但有时也可引起孕妈妈的过敏、出血、血小板减少、骨质疏松等不良反应。因此，低分子肝素的使用要把握好指征，用药期间应对药物不良反应进行监测。

7. 男方因素

目前对复发性流产的诊治主要针对女方，男方因素与复发性流产的关系仍在不断研究中，尚未形成最终结论。精子浓度、活力等标准精液参数与复发性流产之间的关系没有得到证实。精子DNA碎片指数可能与复发性流产有一定关系。部分国家和地区推荐对复发性流产患者的配偶进行精子DNA碎片检查，但是对检测的方法、结果的解读均未达成共识，也缺乏有效的治疗策略。

8. 其他危险因素

除了前文提到的已知病因外，复发性流产还有很多其他危险因素。这些危险因素也许并不能直接引起复发性流产，但是会通过增加其他病因的风险从而增加复发性流产的概率。在临床实践过程中，医生通常会建议准父母们规避这些危险因素。

（1）高龄。

研究表明，女性高龄是多种不良妊娠结局的危险因素。女性超过35岁后，不孕不育、复发性流产、妊娠期并发症的发生率会急剧升高。因此，从医学的角度来看，医生往往会建议女性在35岁之前完成生育。

（2）不良生活习惯。

久坐、缺乏运动、熬夜（无节制地玩游戏、刷抖音等）、不合理的饮食结构等也可能增加患多种疾病的风险，进而增加复发性流产的概率。建议所有备孕的准父母们规避这些危险因素，保持良好的作息，均衡营养。

（3）不良环境暴露。

许多环境污染物可能会增加流产的风险，准父母们应该在孕前和孕期避免接

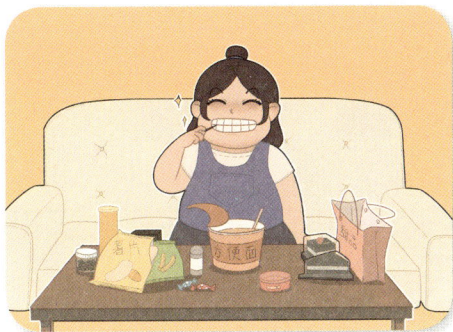

不良饮食习惯

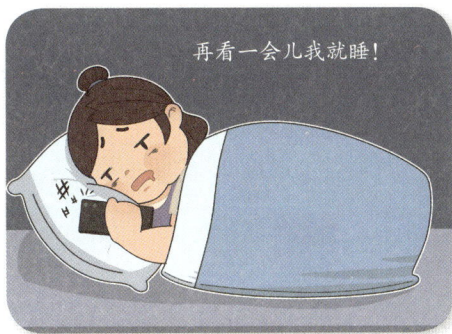

再看一会儿我就睡！

不良作息（熬夜）

触任何有毒有害物质，如工厂高分贝噪声、X射线辐射、桑拿高温等。

（4）吸烟、酗酒。

吸烟、酗酒与复发性流产的风险较为密切，从备孕期开始，准父母们就应该戒烟戒酒。二手烟也会影响胎儿的生长发育。

（5）不良情绪。

精神紧张、抑郁、焦虑等不良情绪会增加复发性流产的风险，同时复发性流产也会增加产生不良情绪的风险，形成恶性循环。对于备孕期夫妻和复发性流产患者，良好的家庭氛围至关重要，必要时需要接受心理咨询和进一步的治疗。

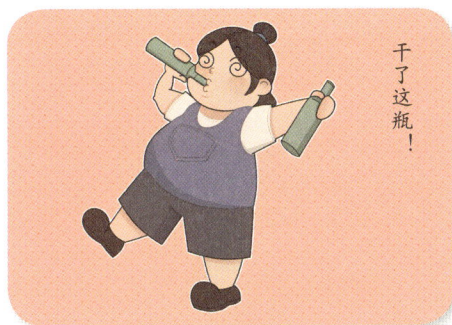

干了这瓶！

酗酒

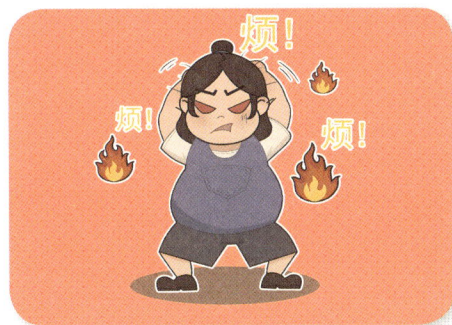

烦！ 烦！ 烦！

不良情绪

三、适量运动

针对现代备孕群体普遍存在的久坐、缺乏运动、熬夜、精神紧张、抑郁、焦虑等问题,我们的应对策略是建议备孕期适量运动,这也是世界卫生组织的建议,但运动需要循序渐进,需要长期坚持。过度运动可能使关节、韧带等受损,尤其是长期缺少运动者,所以建议提前做好运动功能评估,选择合适的运动方式。

适量运动的好处如下:

①"瑜伽""八段锦"等,能加速人体新陈代谢,去除体内废物,以减少对宝宝的影响。

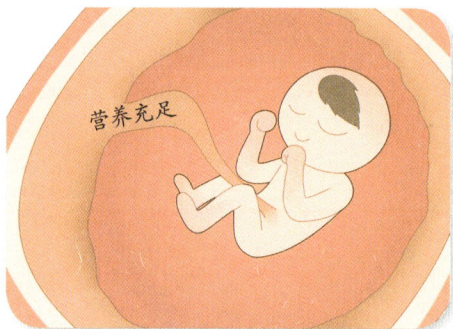

给宝宝提供充足的营养

②能增强血液循环,使身体组织(特别是宝宝的宫殿——子宫)得到充分的营养。研究发现,复发性流产的患者,子宫动脉血流参数异常,即子宫供血不足的比例高达80%,而子宫供血不足,宝宝赖以生存的氧气与营养就不足,可怜的宝宝就只有恋恋不舍地离开宫殿(子宫)了。

③能帮助消除不良心态,消除烦恼,减压养心。研究发现,有复发性流产史的患者,在妊娠期间如果存在不良情绪,供应子宫的血管容易异常收缩,引发子宫缺血、缺氧。

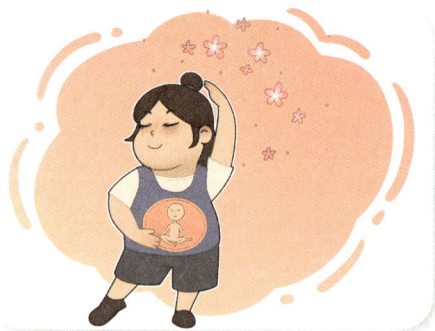

适量运动保持愉悦心情

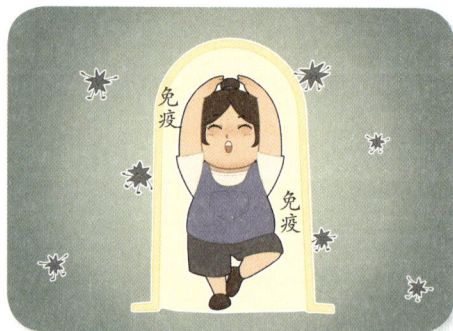

适量运动提高免疫功能

④可以帮助提高免疫功能。正常的免疫功能是成功妊娠的基础,因为妊娠就

是免疫排斥与免疫耐受的较量。通过适量运动，可以用免疫耐受这个"东风"去压倒免疫排斥那个"西风"。

四、助孕瑜伽练习

（一）助孕瑜伽练习注意事项

有流产、早产、保胎史的女性，排卵后应避免做下列体式。

①过度扭转的体式。

②最大程度前屈，挤压腹腔的体式。

③腹部拉伸与变薄的后弯类体式。

④骨盆区域过多压力的体式（如仰卧举腿的姿势将过度增加腹内压，腹部压力会落于子宫上）。

（二）助孕瑜伽练习

1. 促进骨盆区域血液循环的练习

（1）仰卧束角式练习。

适应证及功效：

由于久坐、缺乏运动、生活压力等多种因素，备孕及复发性流产女性骨盆区域经常会出现僵硬、紧张、血液循环不良等症状。仰卧束角式练习可增强骨盆区域血液循环，缓解生理期不适，促进生殖系统健康，释放腹部压力，放松身心。

动作步骤：

①在抱枕下方垫瑜伽砖，使抱枕呈45°角，置于身后，习练者坐立于抱枕前侧，腰骶区域贴紧抱枕圆边；双脚掌相对，膝盖下方垫瑜伽砖或抱枕，厚度根据髋关节舒适度调节。

②保持脊柱延展，屈手肘并同时收下巴，仰卧于抱枕上；双手掌心向上，以

这个姿势保持温和自然的呼吸，并停留5分钟左右。

③退出时，双手掌心向下轻推地面，同时收下巴，推起身体；将双手轻托膝盖合拢，双腿开合3～5次，缓解髋关节及腿部紧张感，随后还原到坐立位休息。

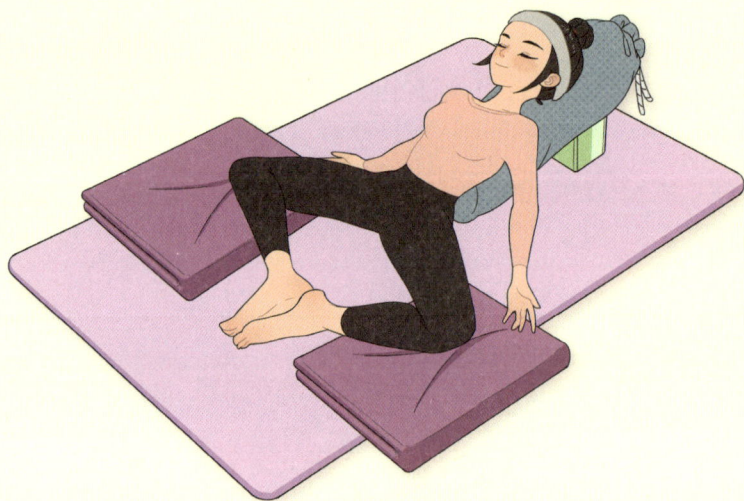

仰卧束角式练习动作

练习时长/频次：

进入体式后可停留3～5分钟，可重复1～2次；根据身体疲倦和紧张程度缩短或延长停留时间。

注意事项：

①保持辅具支撑腰骶部，使腰部放松，胸腔延展。

②初学者根据自己的舒适感调整每次练习的时长，请勿勉强。

③备孕人群在生理期可根据情况适当延长练习时间。

④不建议耻骨联合分离与疼痛人群练习该体式。

（2）仰卧位单腿画弧线练习。

适应证及功效：

该练习能有效释放骨盆带周围肌张力，提升骨盆灵活性，改善骨盆区域血液循环，重建呼吸模式，缓解因备孕所导致的紧张及焦虑情绪。

动作步骤:

①平躺于地面,双腿伸直放松,双手放于身体两侧。

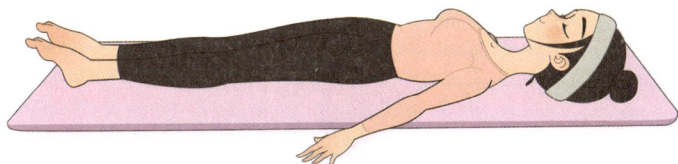

仰卧位单腿画弧线练习动作步骤①

②向左转动左腿及脚踝,可稍稍弯曲左膝,直到脚掌外侧缘或小脚趾几乎贴至地面;左脚跟外缘沿着地面向骨盆方向上提,同时左膝盖会随之向左侧外展,并贴着地面向上弯曲。

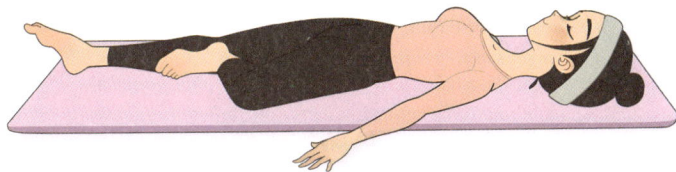

仰卧位单腿画弧线练习动作步骤②

③当左脚掌上提至右膝高度时,左脚掌内缘往下踩,使整个左脚掌站立于地面,左膝会随之抬离地面,膝盖指向天花板。

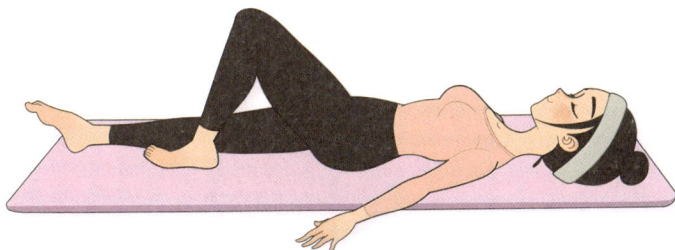

仰卧位单腿画弧线练习动作步骤③

④左脚掌踩地，左脚跟沿着地面轻缓地向下滑动，直到左膝伸直，重复练习几次。通过温和的运动方式让髋关节画出优美的弧线，之后换侧练习。

练习时长/频次：

单腿顺时针、逆时针各画8～10圈，再换侧练习。

注意事项：

动作轻柔、缓慢，避免过度用力，保持自然呼吸。当感觉累了，任何时候都可以停下来伸直双膝休息。

（3）骨盆时钟练习。

适应证及功效：

有效帮助备孕人群提升骨盆灵活性，改善骨盆区域血液循环，促进生殖系统健康，缓解生理期不适。

动作步骤：

①平躺于地面，弯曲双膝，脚掌站立于地面；双脚分开与髋同宽，双手放于身体两侧。

②想象骨盆区域像一个钟表盘，耻骨为6点钟方向，肚脐为12点钟方向，做6点钟和12点钟之间纵向的矢状面运动，请轻柔、细微、小弧度进行。在运动过程中，觉察当重心移向下方坐骨和耻骨时，躯干前侧是否会变长；当重心移向12点钟方向、下腰部贴合地面时，躯干前侧是否会缩短，躯干后侧是否会变长。同时，可感知骨盆移向下方耻骨6点钟方向时移动更容易，还是移向上方肚脐12点钟方向时更容易，重复练习10～12次。

③再以左侧髂骨为3点钟方向，右侧髂骨为9点钟方向，做3点钟方向和9点钟方向之间水平面的横向移动。运动过程中感知骨盆后侧骶骨区域好像在从左往右、从右往左画"一"字，觉察往左和往右画的"一"是一条直线还是一条斜线，左右两边的运动是否有不同（可能往一侧移动会更容易，另一侧相较会更卡顿），缓慢轻柔进行，重复练习10～12次。

④顺时针骨盆画圈，即从12点钟方向的位置开始做顺时针转动，途经左侧3点钟方向，下方6点钟方向，右侧9点钟方向，再返回到12点钟方向，重复8～10

次；再做逆时针骨盆画圈8～10次。之后伸直双腿，还原到仰卧位休息。

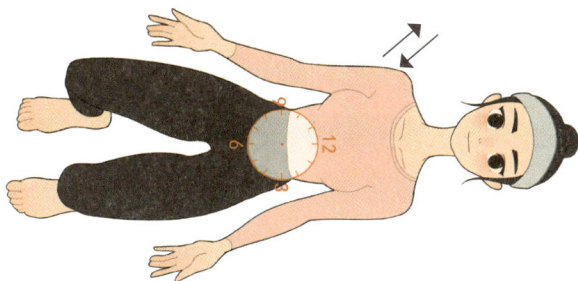

骨盆时钟练习动作

练习时长/频次：

5～10分钟/次，练习过程中若有疲惫感、紧张感，可休息片刻后再进入。

注意事项：

①关于呼吸：任何时候请保持自然温和的呼吸，避免为了完成动作而憋气。初学者，先找到骨盆时针的位置，轻柔地滚动骨盆，熟练后再配合呼吸去做骨盆的滚动，后期可感知以呼吸带动骨盆精细微小的时钟滚动。

②关于盆底肌感知：在配合呼吸做骨盆转动的同时，增加对盆底肌的感知，感知在滚动到哪个位置时盆底肌处于舒张状态，滑动到哪个位置时盆底肌处于收缩回弹状态，通过练习可恢复盆底肌本体觉及肌肉张力。

③熟练掌握第2、3个步骤后，再进阶练习第4个步骤。

④练习时务必缓慢轻柔地进行，并觉察身体各部位的关联性，如上下滚动骨盆时，脊柱、头是否会跟随运动。

（4）盆底肌感知练习。

适应证及功效：

通过冥想的方式锻炼盆底肌肉，此方法可培养大脑专注力，有效放松大脑，降低皮质醇分泌。其中，感知训练和呼吸相结合的练习都能帮助肌肉放松与收缩，并用小强度的运动以及想象来刺激深层肌群，促进大脑神经重塑，同时保证其供血充足，有效恢复盆底肌本体觉及肌肉张力。值得注意的是，"粗暴"的练习并不适合锻炼盆底肌。

动作步骤：

①仰卧屈膝，膝盖下方垫抱枕或毛毯；双腿分开与髋同宽，双手放于身体两侧。

②保持自然呼吸，注意力集中到盆底区域。想象在阴道内放置一个柔软且大小适中的海绵。

③想象吸气时腹部轻柔扩张，海绵吸入温暖的水，同时海绵随着吸气变大、变重；呼气时，水分排出，海绵体积变小、变皱、变轻，盆底肌、阴道肌轻柔、温和地从四周把海绵里的水随着呼气挤出。

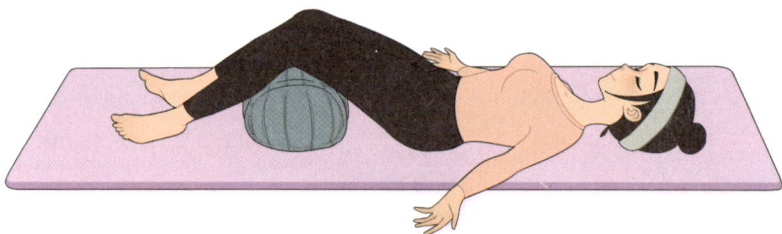

盆底肌感知练习动作

练习时长/频次：

重复练习4～6次，每次3～5分钟。

注意事项：

可以的话请保持呼气与收缩同步。初学者如果跟不上，易导致憋气，请全程保持自然呼吸。先练习动作，熟练后再配合呼吸进行。

（5）动态臀桥式练习。

适应证及功效：

通过激活核心肌群，可以改善骨盆区域血液循环；同时激活盆底肌群，促进盆底肌的舒张和收缩，从而缓解腰背疼痛。

动作步骤：

①仰卧屈双膝，双脚分开与髋同宽，脚掌均匀踩地，双手放于身体两侧，掌

心贴合地面。

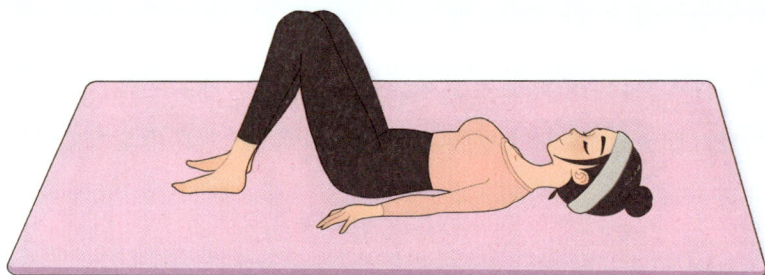
动态臀桥式练习动作步骤①

②双脚均匀推地，从脊柱底端开始，轻柔地卷动骨盆，让尾骶骨、腰椎、胸椎依次向上抬离地面，直至重心落于肩胛骨上。

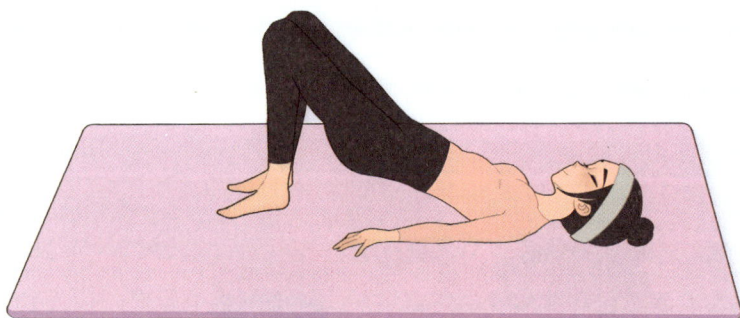
动态臀桥式练习动作步骤②

③缓慢地呼吸，短暂停留，让脊柱由上至下逐节沉向地面，还原至起始姿势。重复练习，始终保持意识对每节椎体的觉察。

④结束动作，伸直双腿，还原至仰卧位休息。

练习时长/频次：

重复练习5～8次，每次3～5分钟。

注意事项：

①全程请保持自然的呼吸，轻柔地练习。

②练习过程中头颈放松，核心部位稳定；腰椎不宜过度往天花板方向上推，避免用力过度。

2. 备孕期平衡情绪的练习

神经系统不受我们控制，根据神经系统的状态，呼吸会做出回应。呼吸、冥想练习可以促进自主神经系统平衡，缓解精神压力，降低复发性流产、不孕的风险。

（1）蜂鸣式呼吸练习。

参考第二部分呼吸的练习方法中的蜂鸣式呼吸。

（2）长音发音练习。

适应证及功效：

温和地激活盆底快肌、慢肌（快肌是表层运动的肌肉，慢肌是深层肌肉），从深层到浅层循序渐进地训练，帮助找到盆底肌本体觉，促进血液循环，增加肌肉弹性。同时通过发声练习，使呼气时长增加，激活副交感神经，帮助备孕期女性缓解紧张、焦虑情绪。

动作步骤：

①采用仰卧位或舒适坐姿。

②呼气时，依次将每种音节发音各5次"si…f…sh…h…ha…"。请轻柔进行，并觉察盆底肌群和腹壁深层肌群随着发声有怎样的反馈，或许会体验到盆底肌向上收缩以及腹部酸胀感。无论你有任何感受，都要安静下来去感知身体内部。

练习时长/频次：

每次5～10分钟，可随个体练习频次的增加而延长练习时间。

注意事项：

①呼吸越缓慢，深层肌群的激活越良好。

②练习过程中避免过分用力或憋气。

③这组练习主要针对慢肌训练，比如"si"是从深层往外开始启动。

（3）冥想练习。

参考第二部分语音冥想—曼陀罗（Mantra）。

（4）简易倒箭式练习。

适应证及功效：

调节内分泌及神经系统，改善全身血液循环，缓解压力，消除疲劳；改善睡眠品质，促进生殖系统健康。

动作步骤：

①坐立于椅子前方地面上，屈膝脚踩地，双腿分开与髋同宽，双手轻轻撑地。

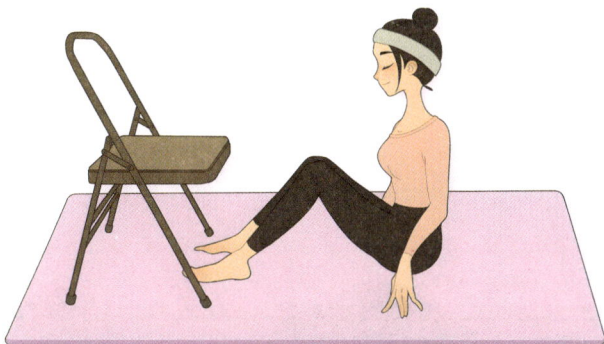

简易倒箭式练习动作步骤①

②将小腿置于椅子上，与地面平行，身体缓慢后倾至平躺在地面上。

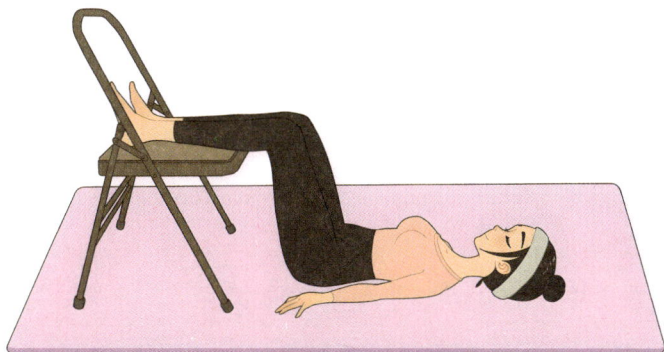

简易倒箭式练习动作步骤②

③下压小腿，抬高臀部，将抱枕或WAFF功能气垫置于臀部下方，然后放松仰卧，将双手掌心向上做投降姿势，均匀呼吸，保持5~10分钟。

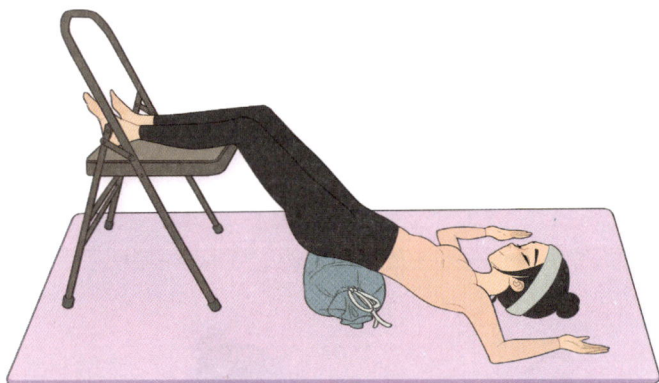

简易倒箭式练习动作步骤③

④退出时，臀部抬起，将抱枕移开；转身从侧卧位起身。

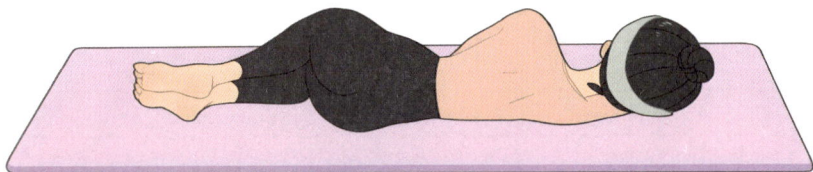

简易倒箭式练习动作步骤④

练习时长/频次：

每次5~10分钟。

注意事项：

①在体式中请保持脊柱中立位，腰部及双肩膀放松，避免头颈左右转动，切勿对颈椎区域造成过大压迫感。

②生理期臀部下方不垫抱枕。

③用餐后不宜马上练习，需间隔30分钟至1个小时再进行练习。

3. 月经期的练习

产后月经恢复的时间因人而异，通常在产后4～6个月甚至更久才来月经。月经来潮的48～72小时，建议暂停练习；经期第3～5天，根据自身感觉而定，经期量最多时可练习前屈体式；快结束时，可练习仰卧束角式、坐角式。这些练习对于经量过多、痛经大有裨益，且能缓解疲劳。

（1）Savasana（摊尸式）练习。

适应证及功效：

梵文"Sava"的意思为尸体，这一体位以模仿尸体身心一动不动而得名。在这个姿势里，我们练习放掉对身体和呼吸等惯常的干预和控制，只是做一个旁观者去觉察。这是一个放松的体位，但也是一个最高阶的体位。研究表明，摊尸式练习是治疗高血压、紧张焦虑情绪非常有效的姿势。它有助于呼吸下沉至腹盆腔，促进躯体机能修复，放松身心，缓解经期疼痛不适感。

动作步骤：

①仰卧平躺，双臂置于骨盆两侧，双手掌心朝上；双脚自然分开，脚踝放松，闭上双眼，轻柔地呼吸。

②身体放松，放空大脑，停止身体一切行为动作。

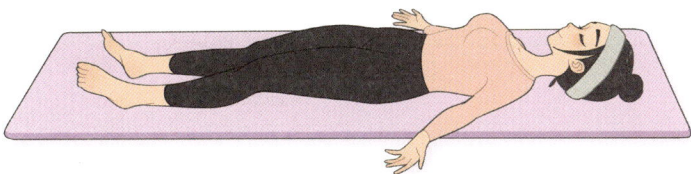

Savasana（摊尸式）练习动作

练习时长/频次：

停留8～10分钟。

注意事项：

①仰卧时，保持头颈放松，颈部后侧自然伸展，双肩沉向地面。

②腰部不适人群可在膝盖下方垫抱枕，起到辅助放松的作用。

（2）单腿坐立前屈练习。

适应证及功效：

伸展大腿后侧和背部肌群，延展脊柱，改善体态；提升髋关节灵活度，释放骨盆区域肌张力。通过体式对腹部的温和挤压与延展，能有效改善盆腔区域内脏器官的血液循环；同时，还可帮助大脑放松，平衡自主神经系统。

动作步骤：

①采用坐姿，双腿分开与骨盆同宽。

②屈左膝，左髋外展，左脚掌抵在右大腿内侧。

③手臂上举，脊柱延展，从髋关节开始屈曲，将身体向前向下前屈；双手抓右脚的大脚趾或小腿，微收下巴，保持脊柱延展，自然呼吸。

④保持体式，均匀自然呼吸5～6次；探索随着呼吸深入，躯干会继续向前向下自然移动。

⑤结束后，换另一侧。

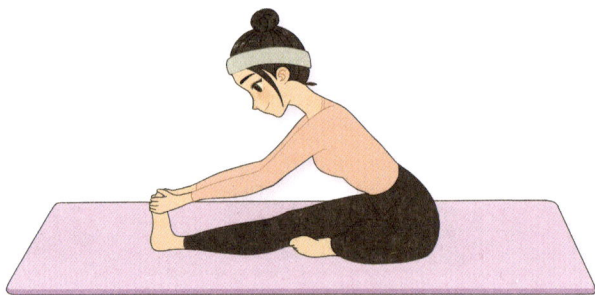

单腿坐立前屈练习动作

练习时长/频次：

左右侧练习可分别进行2～3分钟。

注意事项：

①初学者，可将双手放于膝盖两侧；可根据自身状况选择手扶小腿或脚踝，切勿过度强迫自己。

②为避免耸肩和弓背，可将右腿微屈膝后再进入练习。

（3）坐角式练习。

适应证及功效：

强健骨盆区域肌力，改善腹、盆腔区域血液循环，创建骨盆区域空间，使经血排出更顺畅，缓解痛经，改善月经失调，对子宫、卵巢等起到保健作用，调节生殖内分泌系统，缓解焦虑、紧张情绪。

动作步骤：

①坐立于地面，臀部下方可垫毛毯；双腿伸直分开至舒适程度，膝盖、脚趾朝上，找到双腿向两侧延伸的感觉。

②双手放于大腿两侧，指腹点地，双肩下沉，肩胛骨内收，保持骨盆中立位；躯干、头部向上延展，保持动作；自然呼吸5～8次。

③退出时，双手从外侧托住膝窝，收回双腿并拢，双手环抱小腿，额头或下巴放在膝盖上，坐姿休息。

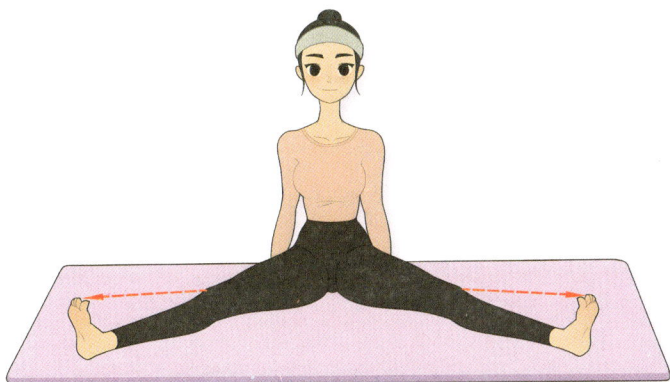

坐角式练习动作

练习时长/频次：

3～5分钟/次。

注意事项：

①保持骨盆中立位，避免骨盆前后倾。

②双膝中线对齐第2～3根脚趾，膝盖朝向天花板。

③腰骶压力过大，可将毛毯垫于坐骨下方，将臀部抬高。

（4）宽膝位跪姿前屈腹式呼吸练习。

适应证及功效：

有效促进呼吸下沉至盆腔区域，改善腹、盆腔区域血液循环，平衡大脑神经系统；放松腰背部肌肉，缓解腰背疼痛，缓解疲劳。

动作步骤：

①跪立于地面，双膝分开与肩同宽或略比肩宽，脚背贴地，大脚趾轻触。

②双臂于双膝处向前滑动，屈髋并将身体向前、向下移动，直到前额轻触地面（抱枕或WAFF功能气垫）；停留，在此练习腹式呼吸，保持5~8个呼吸时长。

③退出时，双手轻轻推地面，然后返回至坐姿休息。

练习时长/频次：

每次停留5~8个呼吸时长，可重复练习。

注意事项：

①臀部无法坐于脚跟者，可将毛毯垫于骨盆下方；或双手轻握拳，上下重叠放在额头下方，垫高头部。

②脚背、脚踝不适者，可将毛毯垫于脚踝处，辅助练习。如脚背压力太大，随时可退出休息，然后再进入；可在双腿之间放置抱枕，前屈时躯干俯趴于抱枕上方，头可转向任意一侧，保持呼吸顺畅。习练者需始终保持肩颈柔软、放松。

4. 月经结束后，排卵期前的练习

（1）下犬式练习。

适应证及功效：

月经完全结束后开始练习倒置类体式，对备孕女性生殖健康非常有益，可改善生理期不适症状，同时促进脑部供血，放松大脑，平缓气息，缓解身体疲劳，恢复正常的血压和心率。

动作步骤：

①四足跪姿，双手分开与肩同宽，掌心在肩膀正下方；双膝分开与髋同宽或大于肩宽；双手五指打开压实地面，大臂外旋，微抬头，延展脊柱。

②手臂伸直，肩胛骨内收，保持腹部的承托力，将骨盆向后向上移动，使身体呈倒 "V"，至大腿后侧充分伸展。

③脚掌向下推地，保持脊柱两侧等长延展；将前额轻放于抱枕上，停留3～5个呼吸时长。

④退出时屈膝，膝盖着地，身体重心向后，臀部坐于脚跟，双手自然伸直。

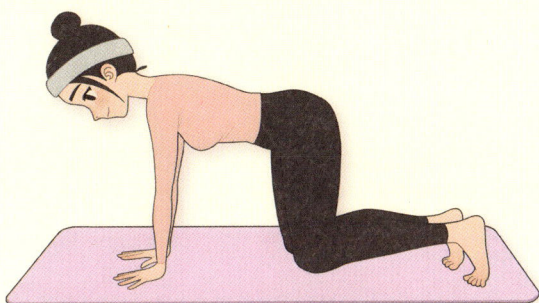

下犬式练习动作步骤①

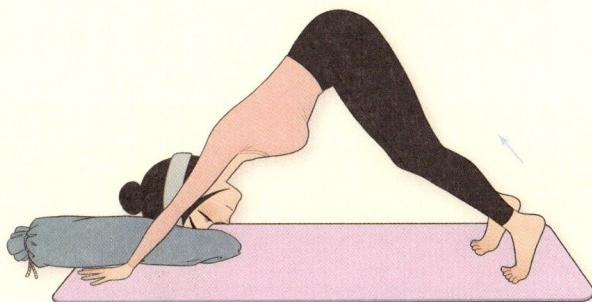

下犬式练习动作步骤②

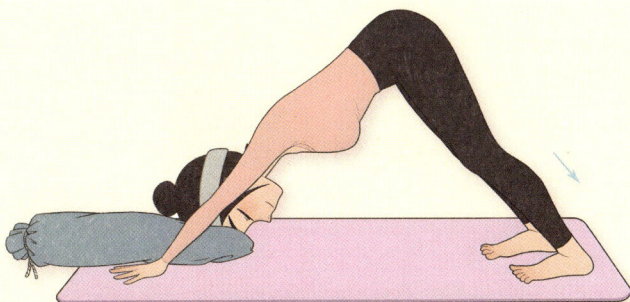

下犬式练习动作步骤③

练习时长/频次：

进入体式后停留3～5个呼吸时长，可根据自身情况做时长调整。

注意事项：

①整个过程保持自然均匀的呼吸，不憋气。

②头部区域的辅具高度根据头与地面的空间作合理调整，避免过度低头、压肩，保持肩部关节稳定。

③重心在腿上，如腿无法伸直或手腕过多承重，可屈双膝练习，切勿过度勉强自己。

④此练习须有瑜伽练习基础或在专业老师指导下进行。

（2）坐立前屈练习。

适应证及功效：

伸展腿后侧肌群，释放身体后侧紧张度；增强腹腔脏器功能，强健骨盆带肌群，促进下肢血液循环，平衡自主神经系统。

动作步骤：

①坐立于地面，双腿伸直，双脚回勾，保持骨盆中立位，手臂上举。

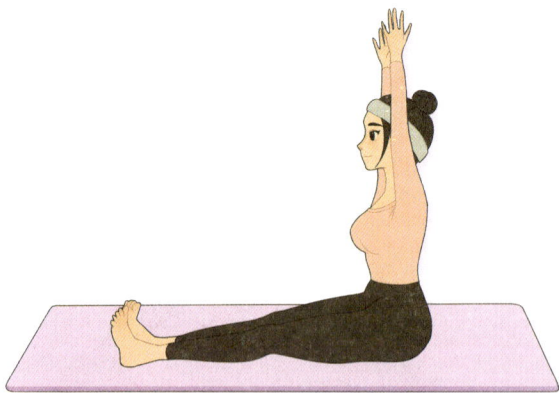

坐立前屈练习动作步骤①

②从髋部开始屈曲，将身体向前向下移动；将双手放于膝盖两侧，或根据自身状况选择手扶小腿或手抓大脚趾，切勿强迫自己。微收下巴，保持脊柱延伸，

双肩舒展放松；待在体式中自然呼吸几组，探索随自然的呼吸频率将坐骨向下推，身体继续向前向下移动。

③退出时，手臂推地至身体回正直立，休息。

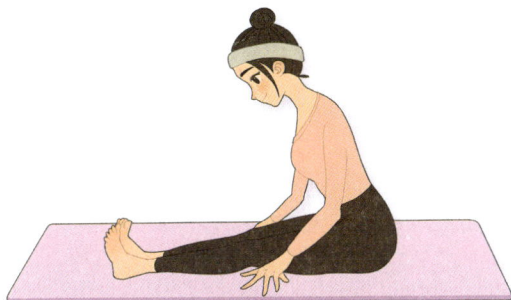

坐立前屈练习动作步骤②—双手放至膝盖两侧

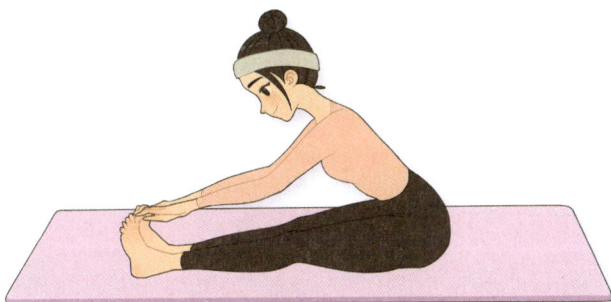

坐立前屈练习动作步骤②—手抓大脚趾

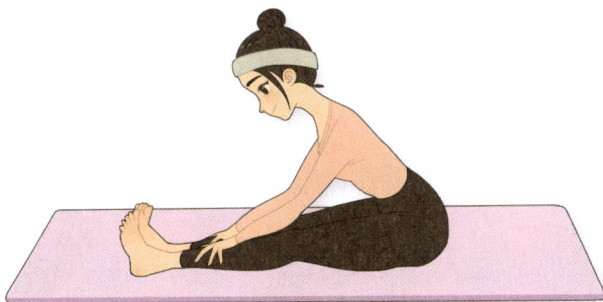

坐立前屈练习动作步骤②—手扶小腿

练习时长/频次：

每次停留3～5分钟。

注意事项：

①头颈自然延伸，避免耸肩和弓背。初学者可微屈双膝后，再进入练习。

②腰部不适者，注意保持脊椎延展。如感疲惫、不适，随时退出休息。

③腰椎有严重疾病者，如椎间盘突出的人群，请勿自行进入此动作练习，须在专业人士指导下进行。

（3）靠墙幻椅式练习。

适应证及功效：

增加骨盆及下肢血液循环，稳定骨盆，强健生殖系统，强健腹腔内脏功能。

动作步骤：

①背靠墙站立，脚跟离墙1～2个脚掌的距离；双脚分开与髋同宽，相互平行。

②双手扶髋外侧，屈髋屈膝，臀部向后向下坐，下蹲时躯干向前倾约45°，直至大腿与地面接近平行，膝盖不超过脚踝；保持胸腔上提，屈骶骨轻靠墙面。在此体式中保持3～5个呼吸时长。如感觉自身状态良好，可将双手臂举过头顶，保持头颈自然延伸，骨盆中立位。

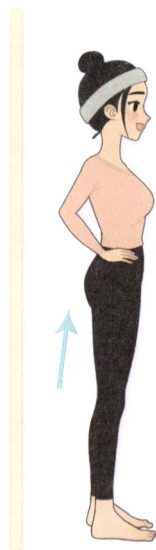

靠墙幻椅式练习动作步骤①　　靠墙幻椅式练习动作步骤②　　靠墙幻椅式练习动作步骤②

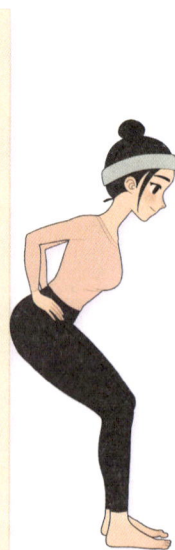

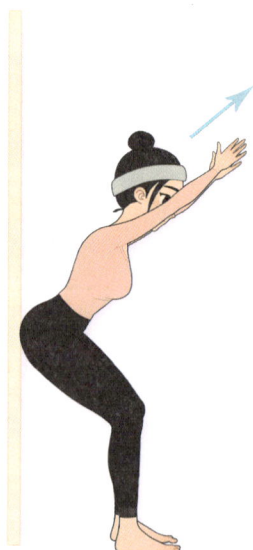

③退出时，脚推地，缓慢立直，身体向上，手臂还原到身体两侧，回到站立位休息。

练习时长/频次：

每次3~5分钟。

注意事项：

①孕期及初学者下蹲弧度不宜过深。

②注意双脚掌平行，保持膝盖不超过脚趾，并朝向第2~3脚趾根部。

（4）Savasana（摊尸式）练习。

详见第三部分月经期的练习中Savasana（摊尸式）练习。

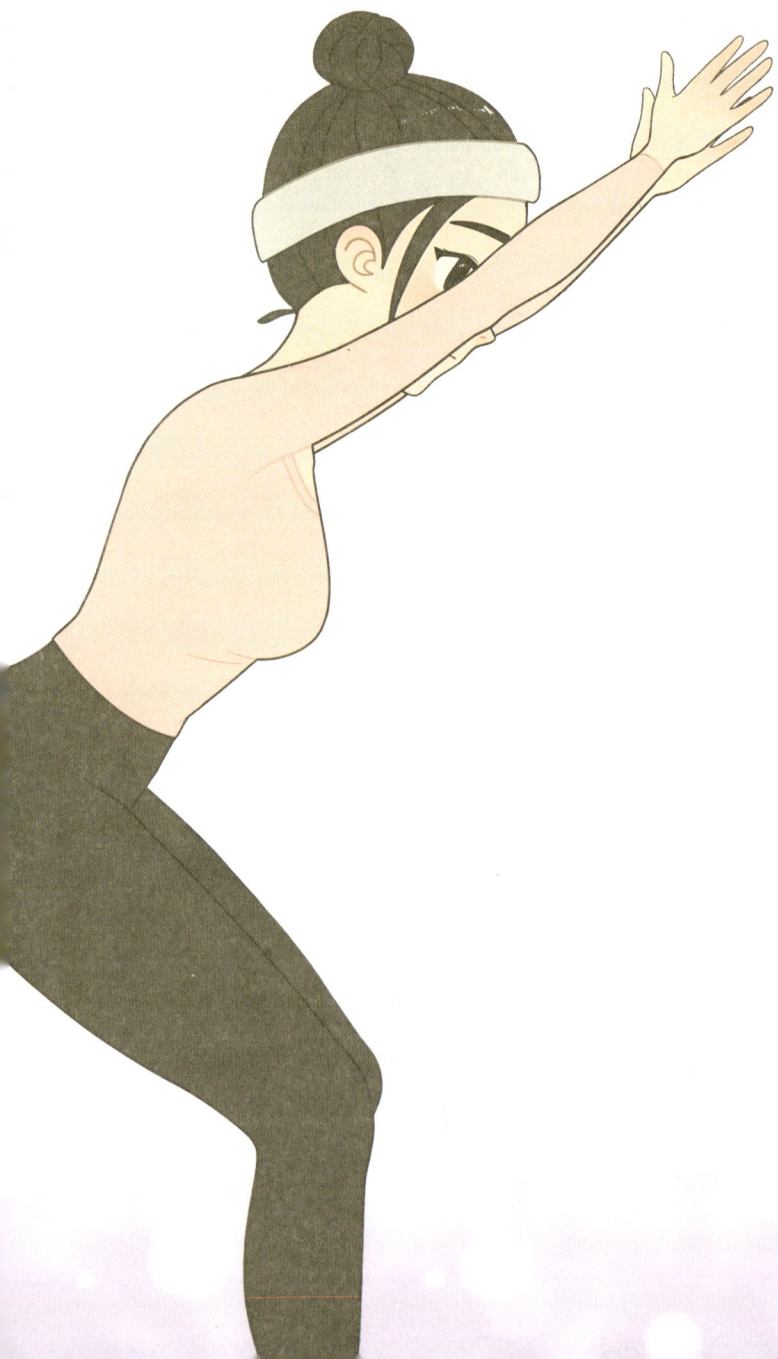

第四部分

孕期医学科普与瑜伽

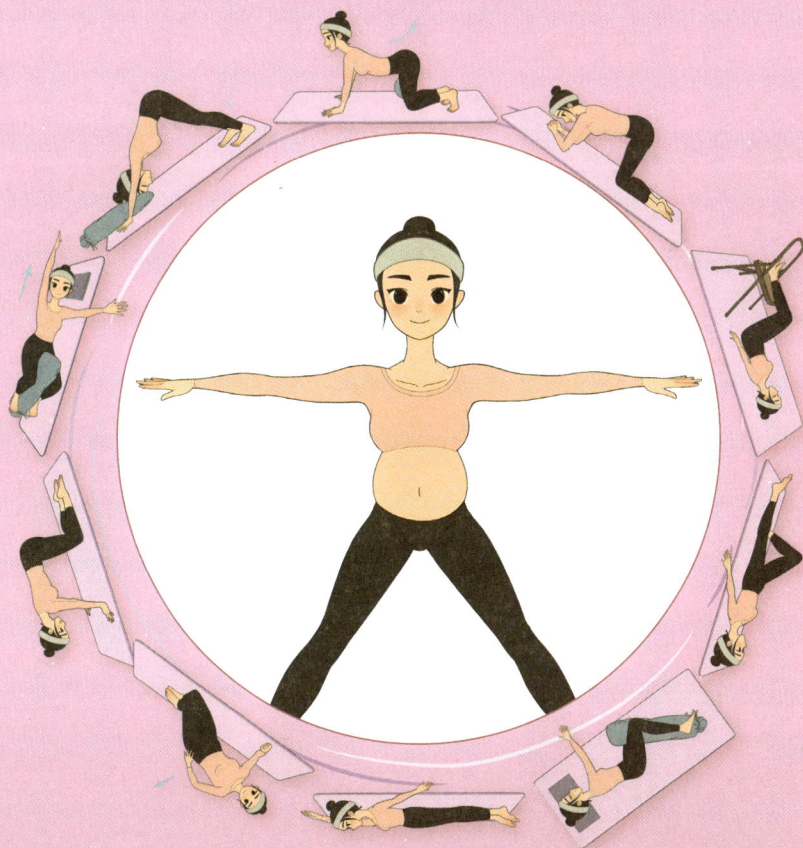

华西医生陪你好"孕"：
孕产医学与瑜伽

Huaxi Yisheng Peini Hao "yun":
Yunchan Yixue yu Yujia

一、妊娠期母体的变化

（一）妊娠期母体的生理改变

怀孕以后，女性身体会出现一系列适应妊娠的生理改变，其中最直观的是乳房、皮肤和腹部的变化，也有一些其他隐匿的身体改变。

女性在妊娠期间，雌激素升高刺激乳房内腺泡增生，导致乳房逐渐长大，并呈现充血改变。孕早期会感觉乳房发胀（部分女性在非妊娠的生理周期中也会有类似的体验）。孕晚期可能会出现乳腺结节和乳头溢液（流出少许淡黄色稀薄液体，这是由于妊娠晚期泌乳素和孕激素的作用促使乳房分泌初乳）。在大量雌、孕激素的刺激下，妊娠期促黑素细胞刺激激素分泌量增加，乳晕和乳头变黑，部分孕妈妈还会出现腋窝、外阴、腹白线甚至全身皮肤黑色素沉着的现象。

女性在妊娠期间皮肤除了可能变黑之外，还可能出现妊娠纹。妊娠纹多位于腹部或大腿根部，呈现紫色或淡红色既不规律又略有凹陷的条纹。孕期肾上腺皮质分泌的糖皮质激素增多，该激素使弹力纤维蛋白分解变性。随着子宫增大，孕妈妈腹壁皮肤张力不断增大，变性的弹力纤维断裂，从而形成妊娠纹。妊娠结束后，部分妊娠纹可以自然消退，部分则变成银色光亮的线条并持续存在。

随着孕周增加，子宫的增大引起腹部逐渐膨隆，这是妊娠期最大的变化。妊娠12周以后，增大的子宫体将逐渐超出盆腔，一般妊娠20周以后会出现明显的腹部膨隆。如果过早地出现腹部膨隆，需要进一步检查排除双胎妊娠或病理性妊娠的可能。整个妊娠过程，子宫的重量约增加到非妊娠时的20倍，而容量为非妊娠时的500～1000倍。

妊娠常常会伴随出现一些消化道症状。孕早期孕激素可使胃贲门括约肌松弛，胃酸则更加容易通过贲门逆流至食管下段，产生胃烧灼感。便秘也是孕期常见问题之一。孕激素会引发肠蠕动减慢，食物残渣在大肠停留时间延长，大肠将过多的水分重吸收，进而出现便秘。此外，孕期胆囊排空时间延长，会导致胆汁淤积，甚至诱发胆囊炎及胆石病。

妊娠晚期的孕妈妈们腹部增大，身体重心前移，为保持身体平衡，头部与肩部将自然向后仰，而腰部向前挺，形成典型的孕妇姿势，腹壁核心肌肉力量不足者腰部前挺更明显。这种姿态对脊柱的挑战非常大，加之胎盘分泌松弛素使骨盆韧带及椎骨间关节韧带松弛，所以部分孕妈妈自觉腰骶部、耻骨联合及下肢疼痛不适。

怀孕以后，整个孕期体重平均增加12.5千克，增加的体重主要来自子宫及其内容物、乳房、增加的血容量、组织间液，以及少量母体脂肪和蛋白的贮存。但孕妈妈们要注意，孕期体重增加过多或过少都可能属于异常情况并会导致不良后果。体重过多增加，不仅会增加妊娠纹，影响妈妈的体形，更重要的是会增加妊娠期母儿并发症，包括妊娠期高血压疾病、糖尿病和巨大儿等。孕期体重增加不足可能源于母体过度控制饮食或者消化系统合并症，可导致胎儿生长受限、贫血、营养素缺乏等，也会增加围产期风险。因此，孕妈妈、家人与产科医生的共同任务之一就是体重管理。

值得强调的是，孕期体重管理需要考虑孕前体重指数［BMI，body mass index，BMI＝体重（kg）/身高（m）的平方］，BMI＜18.5为消瘦，18.5≤BMI≤23.9为正常，24≤BMI≤27.9为超重，BMI≥28为肥胖。在整个孕期，消瘦女性推荐孕期体重增加12.5～18.0千克；正常女性推荐孕期体重增加11.5～16.0千克；超重女性推荐孕期体重增加7.0～11.5千克；肥胖女性推荐孕期体重增加5.0～9.0千克。孕妈妈们应根据自己孕前体重指数判断自己孕期体重增长的合理范围，并在医生的指导下积极主动地管理孕期体重。

合理膳食和适度运动是孕期体重管理的重要措施。孕期的运动以有氧运动为宜，即运动过程中配合呼吸节律与呼吸幅度的改变。孕期有氧运动包括孕期瑜

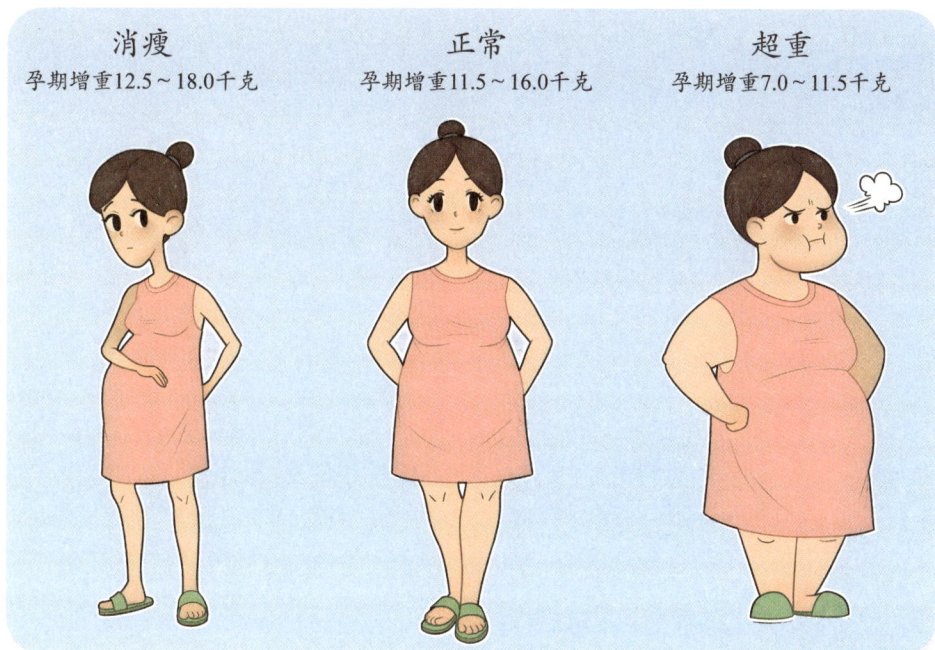

消瘦	正常	超重
孕期增重12.5~18.0千克	孕期增重11.5~16.0千克	孕期增重7.0~11.5千克

孕期增重参考值

伽、快走、游泳、体操、固定单车等，也可通过完成各种家务劳动达到运动目的。有学者认为，无医学禁忌的健康孕妈妈，每天应进行不少于30分钟的中等强度运动。中等强度运动表现为心率可增加最大心率的50%~70%，主观感觉稍有疲劳，但休息10分钟左右可恢复正常。最大心率＝220－孕妈妈年龄，如孕妈妈的年龄是25岁，则最大心率为220－25＝195次/分钟。活动后的心率建议增加到98~135次/分钟为宜。孕妈妈们应根据自身运动过程和运动后的感觉调整运动强度和时间。

（二）胎儿的成长

发育到妊娠8周末的胚胎已经初具人形，其头部约占整个胎体的一半，各器官正在分化发育，心脏已形成，并且能分辨出眼、耳、鼻、口、手指及足趾。在妊娠20周以后，胎儿出现胎脂，全身覆盖毳毛，可见少许头发，皮肤暗红，开始

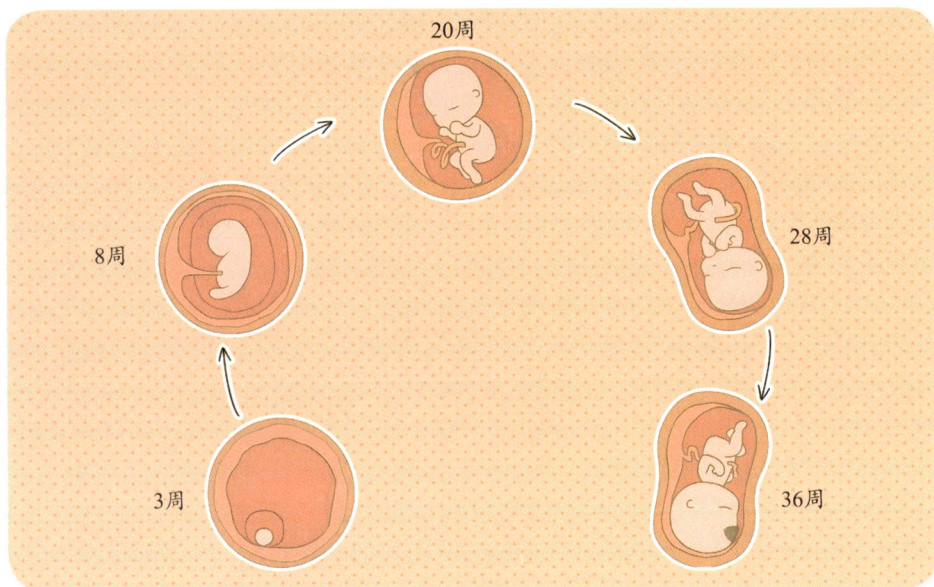

胚胎发育过程

出现吞咽、排尿功能，羊水量也明显增加。一般在妊娠28周以后，胎儿四肢活动正常，有呼吸运动。妊娠28周以后出生的新生儿存活率较高。足月的胎儿皮下脂肪丰富，呼吸功能完善，吸吮能力强。

少部分孕妈妈在妊娠16周以后能感知胎动，更多孕妈妈在妊娠20周后才能感知到明显的胎动。胎动随妊娠进展逐渐增强，在妊娠32～34周达高峰。孕妈妈们一般在妊娠28周以后可以开始关注胎动规律，胎动规律与孕妈妈们的生活规律密切相关。

（三）孕妈妈体内激素与情绪的变化

妊娠后女性体内激素水平有较大改变，从而直接或间接地影响孕期情绪。孕早期由于人绒毛膜促性腺激素（HCG）的升高，部分孕妈妈会出现妊娠剧吐，可能影响孕妈妈的情绪及生活。孕期雌激素和孕激素的升高可能导致情绪波动，雌激素和孕激素作用于各器官带来的身体变化也可能间接影响孕妈妈们的情绪。产后激素水平急速下降以及母亲角色的转换，也可能导致孕妈妈们出现产后脱发、失眠、焦虑、抑郁等症状。孕妇及其丈夫应充分了解孕、产、哺乳期女性的生理和心理变化规律，必要时及时寻求专业的心理援助。

激素变化导致脱发

激素变化导致情绪激动

激素变化促使毛发增多

激素变化导致妊娠剧吐

二、孕期瑜伽练习

孕期适当习练瑜伽能帮助孕妈妈们有效释放压力，平衡自主神经系统。有研究表明，孕期处于过度压力状态，可能导致母体免疫系统，以及消化、呼吸、神经等多个系统功能异常，也可能影响胎儿大脑发育。

（一）孕期瑜伽练习的禁忌

①避免腹部与骨盆受压，如俯卧类练习。

②避免过度拉伸子宫，如后弯类练习，易造成腰椎压力过大。

③避免髋腹部扭转及腹部肌肉过度用力收缩的练习。

④避免动作转化过快或匆忙结束体式，每一个体式的进入和退出应带着觉知和理解。

⑤妊娠28周以后的深蹲动作，可能会诱发宫缩，增加早产风险。

⑥耻骨联合疼痛的孕妈妈应避免双膝打开的动作。

（二）孕期不适症状及相应的瑜伽练习

1. 孕早期妊娠反应的瑜伽练习

孕早期是指从妊娠开始至12周末这段时期。孕早期主要不适症状包括恶心、呕吐、厌食、头晕、乏力等。孕早期除简易基础的呼吸、冥想练习以外，建议孕妈妈们先不做其他练习，特别是孕前没有运动或瑜伽练习经验的孕妈妈。呼吸练习过程中不屏息，感觉累了应随时停下来休息。怀孕过程中不可低估有意识地呼吸和培养对呼吸持续觉知的重要性。当孕妈妈们有觉知地深长呼吸，可以改变膈肌、肺的运动节律和运动方式，也会改变自主神经系统的平衡，进而缓解妊娠反应症状。宝宝也会感受到母亲肺部的律动，这种律动形成一种对宝宝有催眠放松作用的节奏，也可改变对胎儿的氧气供应量。

孕早期的呼吸练习包括呼吸感知训练、腹式呼吸、黄金丝带呼吸、冥想练习，具体步骤参考第二部分呼吸的练习方法。

2. 孕期肩颈不适

孕期肩颈不适的原因：

怀孕过程中随着胎儿不断成长，孕妈妈们的胸部会增大、腰身会变粗、腹部会增大，因此身体重心逐渐前移。为保持平衡，一般孕妈妈们会用手来支撑腰部，肚子一般会前挺，头部及肩部会后拉，造成后肩颈部肌肉持续紧张，这是引起肩颈不适的主要原因。

适合的练习：

（1）手臂前合后展练习。

适应证及功效：

缓解孕期肩颈部疲劳不适，改善圆肩驼背体态以及由于呼吸短浅带来的情绪紧张等不适。

动作步骤：

①坐立于椅子上，双膝分开与髋同宽，保持骨盆中立位；双臂水平向前抬起，掌心相对。

②双臂水平向身体两侧打开，掌心向前；肩胛骨向脊柱中线移动，胸腔充分展开。

③双臂水平向前合并，同时含胸弓背，双手背相贴，缓慢低头，下巴内收。

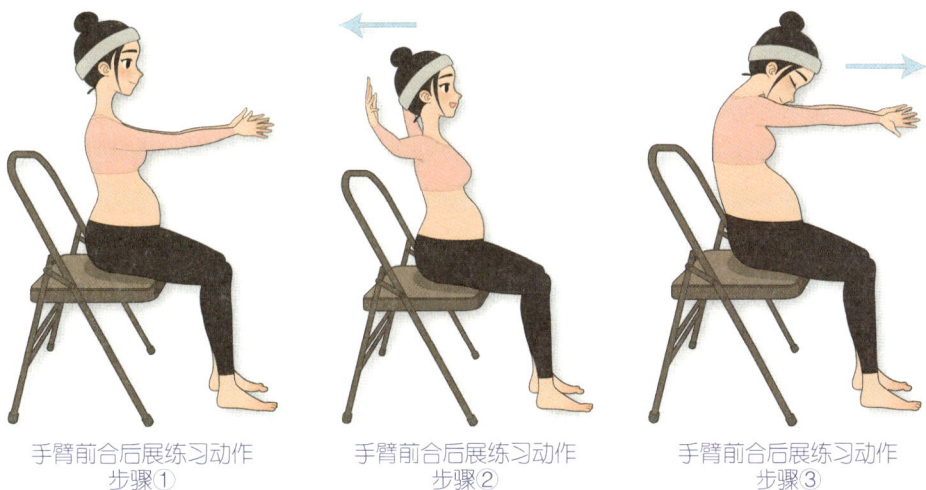

手臂前合后展练习动作
步骤①

手臂前合后展练习动作
步骤②

手臂前合后展练习动作
步骤③

练习时长/频次：

每组8～10个呼吸时长，每天可重复练习。

注意事项：

①练习时保持呼吸顺畅，不可屏息。

②注意向后打开手臂，脊柱伸展，骨盆前倾，尾椎骨需向下延展，耻骨微上提，建立合适的腹内压，避免对腰椎造成过度挤压。孕晚期的孕妈妈们更需要注意这一点。

（2）头颈"8"字画圈练习。

适应证及功效：

通过松解颈后深层肌群，可以减少颈部肌肉张力，缓解孕期肩颈不适，并帮助头颈部回归至合理的身体力线。

动作步骤：

①仰卧或斜坡卧位于地面上，双腿屈膝，脚掌踩地，双膝分开与髋同宽，双手自然放于两侧，可闭上双眼。

②感知后脑勺与地面接触的位置是在后脑勺正中、靠右、靠左、靠上还是靠下，想象面部正前方有一个横着的阿拉伯数字"8"，依次让下颌、鼻子、眼球、耳尖，水平画"8"字，缓慢进行。每个部位画4~6圈，顺时针练习后再逆时针练习。

③结束后请伸直双腿放松，对比觉察颈部后侧肌群张力是否有改变，后脑勺放置于地面的位置与之前相对比是否有差异。

练习时长/频次：

每次5~10分钟，每日可重复练习。

注意事项：

①整个过程保持自然顺畅的呼吸，可闭上双眼进行练习。

②画圈的幅度不宜太大，保持缓慢的速度，避免身体过度用力。

③每组练习后在任意一侧卧位放松休息。

温馨提示： 孕中晚期的孕妈妈们可能出现仰卧位低血压的风险，表现为心慌、恶心和虚脱等不适。左侧卧位不能绝对防治这种仰卧位低血压，而且过度使用左侧卧位还可能导致孕妈妈们出现肌肉疲劳、疼痛以及睡眠障碍等症状。

防治仰卧位低血压的关键是孕妈妈自己感觉到不舒服时及时调整体位，直到体位舒服为止。

（3）太阳式练习。

适应证及功效：

有效防止孕期圆肩驼背，改善因姿势不正确引起的肩颈紧张与疼痛；培养孕期良好体态，建立良好的呼吸模式。

动作步骤：

①靠墙站立，瑜伽球放置于骶骨区域，双脚分开比肩略宽，双脚微屈膝，双手合十于胸前；将站立空间想象成一个钟表盘，头顶为12点钟方向，双脚为6点钟方向。

②双臂打开向斜下方伸展，掌心向前，指尖分别指向5点钟和7点钟方向；然后再缓慢地将双手收回至胸前合十。

③重复手臂的动作，依次打开双臂，并让指尖分别指向4点钟和8点钟方向，3点钟和9点钟方向，2点钟和10点钟方向，最后将双手指向头顶，想象你的双臂向外展开时如同太阳的光芒一般，向四面八方每个角度扩展。

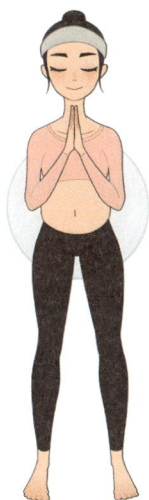

太阳式练习动作步骤①   太阳式练习动作步骤②   太阳式练习动作步骤③

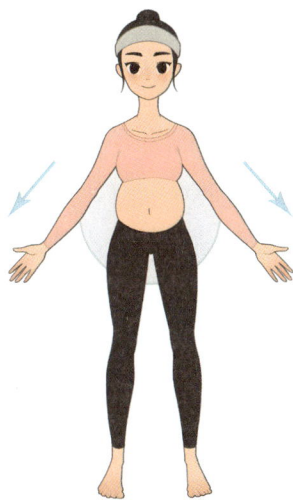

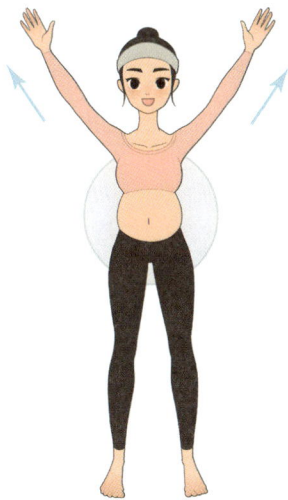

练习时长/频次：

每次练习5~8分钟，每日练习1~2次。

注意事项：

①注意稳定身体重心，孕周过大的孕妈妈不应下蹲。

②动作过程中双肩远离双耳，肩胛骨内收下沉；可想象肩胛骨中间夹着一支笔，避免笔滑落的情境。

（4）肩膀时钟练习。

适应证及功效：

增加脊柱灵活性，尤其帮助放松胸廓、肩胛骨、肩关节区域，平衡肌肉张力，让气息能更好地进入胸廓，缓解孕期肩颈疼痛，以及胸腔筋膜过于紧张等现象。

动作步骤：

①屈膝右侧卧，双臂伸直，双手合十放置在胸口正前方；想象指尖指向的胸口正前方为钟表盘的12点钟方向，头顶为3点钟方向，肩胛骨后方水平正对12点钟方向和6点钟方向，骨盆下方为9点钟方向。

②左手掌贴着右手掌向12点钟方向滑动至左臂指尖长于右臂，然后轻柔地将左手臂带回，左手臂缓慢温和地前后滑动6~10次；习练过程中感知左右肩胛骨的运动方式和运动轨迹是否有差异，然后分别觉察头、脊柱、骨盆是否都参与手臂微小的动作中，身体其他部位如何在支持手臂前后滑动的动作。

③左手臂像指针一样从12点钟方向往上画圆弧移向3点钟方向，再从3点钟方向还原至12点钟方向，好似画1/4钟表盘的半弧形，重复几次；接着由12点钟方向经过头顶3点钟方向向后画圆弧至背后6点钟方向；整个画弧线的过程左手指尖始终轻触地面，之后原路返回；缓慢重复几次。在下一次重复时，眼睛和头部跟随手臂画时钟的动作转动。觉察一下，当眼睛和头部跟随转动后，是否会帮助你更轻易地完成动作。之后，如果自我感觉良好，在不强迫自己的情况下，可尝试从12点钟方向经过3点钟方向、6点钟方向往下至骨盆9点钟方向，再往上还原至12点钟方向，即用手臂画一个完整的圆形钟表盘的练习。

④当你感觉探索足够了，平躺仰卧休息；感知对比两侧肩膀、肩胛骨与地面

的贴合度是否有不同，或许有一侧身体会给我们启发与惊喜，因为这一侧身体变得更轻盈、舒适了。

练习时长/频次：

每一侧练习5～8分钟，每日练习1～2次；可根据个体舒适度调整时长。

注意事项：

①全程保持自然顺畅的呼吸，避免用费力的方式练习。

②习练过程中可感知近端肩胛骨带动手臂前后移动与远端手掌、手腕带动肩膀运动的区别；觉察头部、脊柱、胸廓、骨盆这些身体部位如何支持手臂画圈的动作以及它们是否参与运动。这对肩颈、腰背疼痛不适的孕妈妈很有帮助。

3. 孕期下腰疼痛

孕期腰部疼痛的原因：

①孕期孕激素的分泌使韧带和骨盆关节松弛，造成骨盆和脊柱的稳定性下降，产生下腰痛。

②随着胎儿的体重增加，孕妈妈们的重心前移，为保持身体平衡，孕妈妈们头部和肩部会后仰，使脊柱腰椎前凸加大，增加腰骶部的压力，容易造成腰背肌肉持续紧张疲劳。

③胎儿发育需要充足的钙、磷，如果孕期饮食营养摄取不足，会造成孕妈妈们骨质软化脱钙，引起下腰疼痛。

④孕期子宫增大压迫腰骶部神经，也可引起腰背部疼痛。

⑤孕期紧张、疲倦、抬重物，以及孕妈妈们体重指数（BMI）过高，也与孕期腰部疼痛相关。

⑥既往腰椎病史。

适合的练习：

（1）猫牛式练习。

适应证及功效：

缓解孕期由于胎儿增大所造成的身体力线改变，引发的下腰紧张酸胀以及腰骶疼痛等症状；可提升骨盆及脊柱的整体灵活性，释放下腰及肩背区域肌张力，建立屈肌与伸肌的平衡，为孕期创造舒适合理的内在空间；改善身体力学，为产后恢复打下良好的基础。

动作步骤：

①四足跪姿，双手分开与肩同宽，掌心置于肩的正下方；双膝分开与髋同宽，大小腿呈90°。

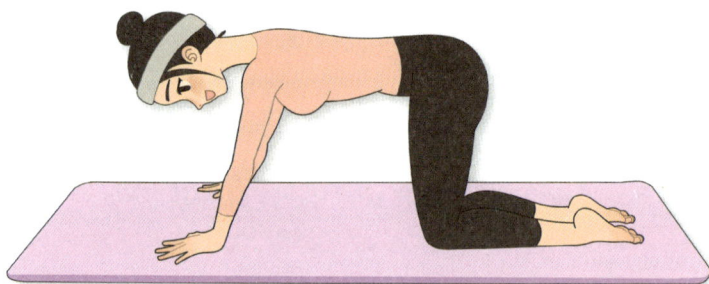

猫牛式练习动作步骤①

②找到脊柱底端的尾椎骨。可先用手指轻轻触碰尾骨，通过触觉输入，提高本体觉，之后手掌还原至地面。想象你的尾骨像小狗的尾巴，它会上下灵活而柔软地摆动，将尾骨向肚脐方向卷动，带动脊椎逐节向下卷动，从脊柱底端往上传递到头颈部；坐骨结节之间的距离会变窄，躯干前侧的腹部会缩短，头部会自然放松下垂。

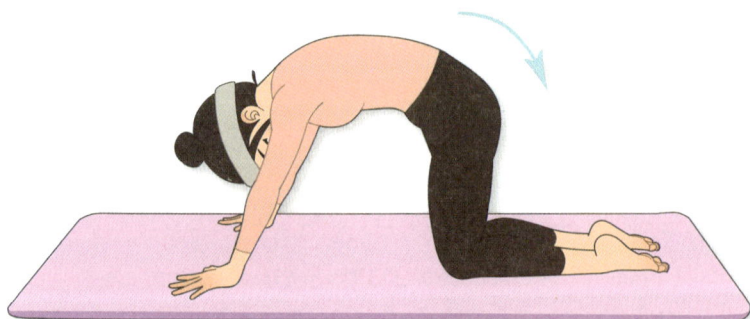

猫牛式练习动作步骤②

③轻柔地将尾骨向后向上卷动，这时坐骨结节会往两侧扩张，躯干前侧被温和拉长，随着上卷脊柱力的传递，头部会自然向上轻轻抬起，重复几次练习。

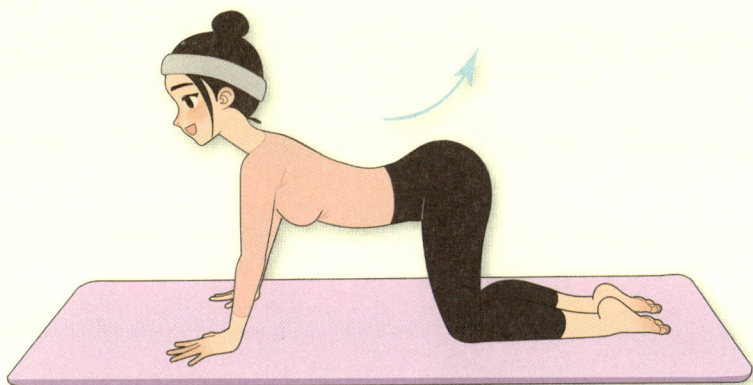

猫牛式练习动作步骤③

④当你准备退出动作时，双手掌向后推起，身体还原跪立休息，也可以侧卧休息。

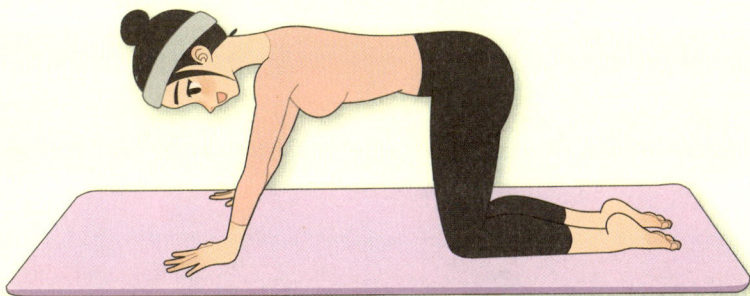

猫牛式练习动作步骤④

练习时长/频次：

每次8～10组，每日练习2～3次。

注意事项：

①初学者呼吸时自然顺畅，不憋气，保持动作轻柔缓慢。随着练习频次增加，动作熟悉后可配合呼吸感知：当尾骨向下，背部拱起低头时，配合呼气完成

动作，反之配合吸气完成动作。

②腕管综合征患者，可将双手手腕向前挪动一个手掌距离，改变手臂力线，或用手肘支撑进行练习。

③避免练习中腰椎过度塌陷，特别是骨盆前倾的孕妈妈可在膝盖下方垫毛毯以缓解不适。

（2）坐姿单腿膝外展练习。

适应证及功效：

减轻由于梨状肌过紧导致的坐骨神经压迫感，有效缓解孕期下腰部疼痛等症状。

动作步骤：

①坐在瑜伽椅或稳定的凳子上，双脚分开与肩同宽，为腹部留出足够的空间。

②右脚脚踝回勾放置在左大腿上方，右膝盖外展，右脚掌朝向左侧，双腿之间形同阿拉伯数字"4"。

③保持顺畅的呼吸，将上身缓缓向前倾，直到感受到臀部外侧有伸展感，停留3~5个呼吸时长，将躯干回正，右腿还原至起始坐姿，随后换反侧练习。

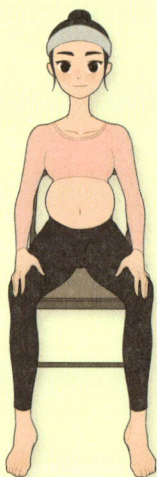

坐姿单腿膝外展练习动作
步骤①

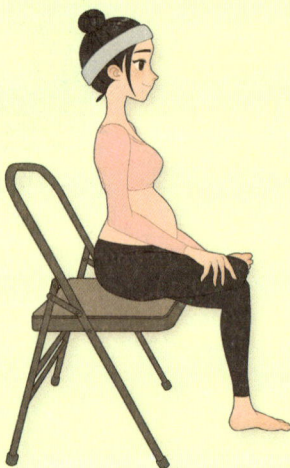

坐姿单腿膝外展练习动作
步骤②

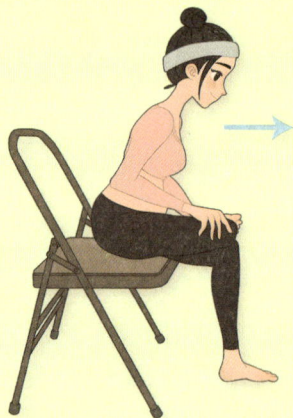

坐姿单腿膝外展动作
步骤③

练习时长/频次：

左右侧分别停留3~5个呼吸时长后还原，重复2~3组。

注意事项：

呼吸均匀，不憋气；习练中始终保持耻骨上提，建立合适的腹内压，避免增加下腰部压力，重心均匀地落于两侧坐骨上。

（3）站立骨盆时钟练习。

适应证及功效：

骨盆时钟练习具有显著的功效，非常适合孕期习练，可有效提升骨盆与髋关节的灵活性，同时缓解孕期下腰紧张、疼痛等症状。

动作步骤：

①站立靠墙，双脚分开与肩同宽，双膝微屈，脚跟离墙一个脚掌的距离。让腰骶部靠在一个折叠薄毛毯或小号WAFF功能气垫上，想象有一个钟表盘附着于骨盆后侧，腰椎的上端为12点钟方向，可用手触碰第5节腰椎下面和骶骨相连处，尾骨为6点钟方向，左侧髋关节为3点钟方向，右侧髋关节为9点钟方向。练习过程中，请始终有钟表盘的概念。

②骨盆前后，呈矢状面移动。从12点钟方向移动骨盆至6点钟方向，感受腰椎后侧变长，腰椎会往后微微拱起，骨盆呈后倾位；再从6点钟方向移动至12点钟方向，感受腰背部肌肉会让腰椎往前拱起，躯干前侧拉长，后侧变短，骨盆呈前倾位；缓慢温和地重复10~15组，感受骨盆和腰背部的紧绷感在重复动作的过程中逐步被释放。

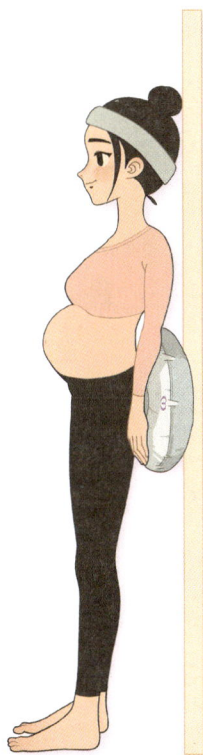

站立骨盆时钟练习动作

③骨盆左右、水平面移动。让骨盆轻柔地从左侧3点钟方向移向右侧9点钟方向，左侧骨盆会向前移动，右侧骨盆会往墙面靠近；再从右侧9点钟方向滑动至左侧3点钟方向，右侧骨盆水平向左轻而小地移动。重复10～15组，觉察习练中往左和往右移动骨盆的空间和弧度是否有差异（不评判，仅保持对身体的觉察即可）。

④骨盆冠状面移动。左髋轻柔上提找左腋窝，感受左侧腰线变短，右侧腰线拉长；之后右髋上提找右腋窝，感受右侧腰线缩短，左侧腰线拉长。重复8～12组，觉察脊柱是否因为骨盆上下移动而向左和向右侧弯，同时头颈部是否会跟随骨盆的移动而移动。

⑤骨盆顺时针、逆时针画圈。骨盆顺时针画圈，从12点钟方向画弧，经过左侧3点钟方向、下侧6点钟方向、右侧9点钟方向后还原至12点钟方向。缓慢重复8～12组，然后逆时针做反方向骨盆画圈，感知骨盆与脊柱之间的关联协调运动。

练习时长/频次：

每一个步骤练习10～15次后停留几组呼吸时长，稍作休息再进行下一步骤；每日练习1～2次。

注意事项：

①孕中期的孕妈妈们可尝试仰卧屈膝位练习；孕晚期的孕妈妈们如孕周过大或仰卧位有低血压症状，则请保持站立位练习，站立位练习以5～10分钟为宜。

②切记动作幅度要小且缓慢进行，避免臀腿肌群过度参与，以及完成动作时用力过猛。熟练后，可加入呼吸引导骨盆的精细运动。练习过程中请勿憋气。

（4）坐立位脚跟画圈练习。

适应证及功效：

适用于孕期下腰不适、骶髂关节疼痛的患者。可提升髋关节和脊柱的灵活性，有效减缓腹股沟及大腿内侧的僵紧状态。

动作步骤：

①坐立于地面，双腿打开向前伸直，双脚分开与肩同宽；双手掌撑地置于体后，手指向外，身体微后倾，找到适合自己且感觉舒适的位置。

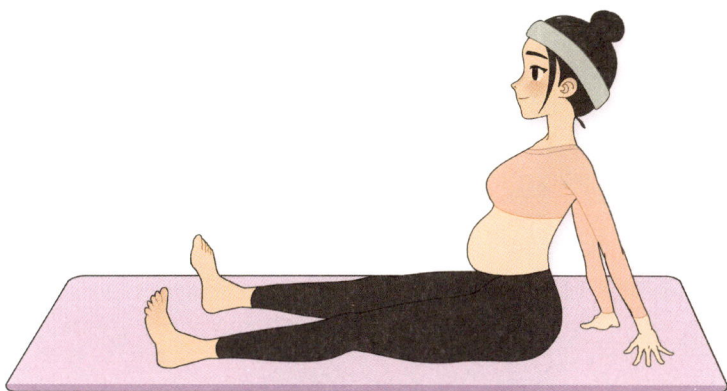

坐立位脚跟画圈练习动作步骤①

②将右脚跟轻缓地在地面上顺时针画圈，从画小圈逐渐变成画大圈。画圈时，膝盖会跟随脚跟画到不同的位置而弯曲和伸直。脚跟有时会靠近骨盆，有时会远离骨盆。这时尝试将身体重心向后，移向骨盆和手臂，觉察脚跟和地面的摩擦力是否会变小，以及画圈的动作是否会变得更容易，同时觉察当脚踝、膝盖、骨盆、躯干都放松地跟随脚跟画圈时，膝盖是否会左右摆动，骨盆的重心是否会左右移动。觉察身体不同部位相互的关联性，体会其中精细、微妙的变化。整个过程保持自然顺畅的呼吸。重复顺时针画圈15组后换逆时针，以同样的方式练习。

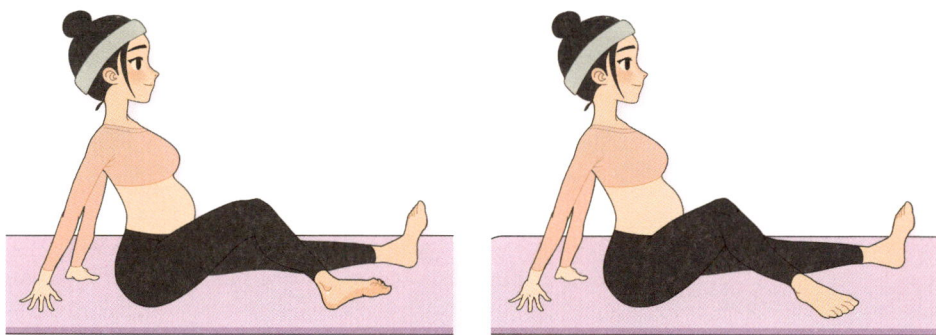

坐立位脚跟画圈练习动作步骤②

③结束后短暂仰卧，感受髋关节、下腰区域的空间感和轻松感是否提升了，相信下腰部的紧张感以及和地面的贴合度已经发生了改变。再感受呼吸的品质，

即练习前后呼吸的长度是否已自然变长，呼吸下沉到骨盆周围会不会更容易，腰骶区域会不会因为呼吸的改变而从内至外感觉到轻松。

练习时长/频次：

单侧每组画10～15圈，可根据身体舒适度调整组数和练习时长。

注意事项：

①整个过程轻柔、缓慢地进行，保持呼吸自然顺畅。

②避免手腕过分受力，指尖朝外朝后会减小手腕压力；手腕不适者，可在分段训练中适当放松，自行调整。同时，注意肩部肌群尽量放松，避免代偿。

4. 孕期睡眠障碍

孕期睡眠障碍的原因：

（1）生理因素。

①夜尿增多：随着妊娠的进展，妊娠晚期的孕妈妈们肾血流量及肾小球滤过率增加，且两者均受体位影响，故孕妈妈们夜间仰卧时尿量比日间多。加之孕激素使泌尿系统平滑肌张力降低，导致肾盂及输尿管扩张，出现尿频现象。因此夜间如厕次数增多，影响睡眠质量。

②腰背疼痛：孕期关节韧带松弛，增大的子宫向前突使背肌持续呈紧张状态而出现腰背疼痛，从而导致睡眠障碍。

③下肢痉挛：胎儿的快速生长发育需要摄取母体内大量的钙，若孕期母体内钙储备不足，则易导致下肢肌肉痉挛且常在夜间发生，从而影响睡眠质量。

④呼吸方式改变：女性静息状态下以胸式呼吸为主，随着孕中晚期耗氧量增加，且妊娠期胸壁和呼吸肌的顺应性降低，横膈上升，平卧时易出现睡眠呼吸暂停而导致睡眠障碍。

（2）社会心理因素。

①随着分娩的来临，体内激素水平的变化可能会导致孕妈妈们产生焦虑、抑郁情绪。

②孕妈妈们将面对分娩的恐惧、对孩子性别的期待，担心孩子到来后面临的经济问题及家庭角色的变化等一系列心理问题，极易产生焦虑、抑郁情绪，影响

睡眠质量。有研究表明，孕晚期睡眠障碍与焦虑、抑郁水平呈正相关。焦虑、抑郁程度越高，其睡眠质量越差；夜间持续睡眠时间越短，日间嗜睡程度就越高。

（3）睡眠环境、生活习惯等其他因素。

如不适宜的光线、温度、湿度；不适宜的床垫软硬度、稳定性等，以及睡眠前一些不良的习惯（如床上阅读、思考问题、饮用一些含有神经兴奋物质的食品，如奶茶等）。

适合的练习：

（1）坐姿侧伸展练习。

适应证及功效：

孕期激素改变、胎儿逐渐增大、体重增加等诸多变化带来孕期身体负担增加，合适、舒适的呼吸模式丢失，从而导致肩颈区域肌肉代偿，诸多不适将直接影响孕妇睡眠。通过伸展侧腹肌群，增加肋间肌活动度，调节胸腔、肩颈区域肌肉张力，改善内在呼吸的通道和空间，平衡交感和副交感神经系统，进而改善睡眠。

动作步骤：

①简易盘腿坐或直接坐于椅子上，保持骨盆中立位。

②右臂向上伸展，身体向左侧弯，左手扶地面或椅面，5次动态练习后，上侧手肘弯曲，轻托后脑勺，静态停留3～5个呼吸时长。

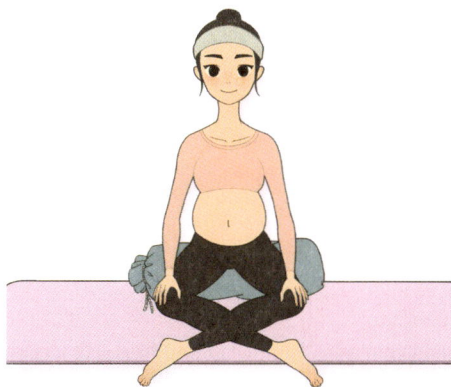

坐姿侧伸展练习动作步骤①　　　　坐姿侧伸展练习动作步骤②

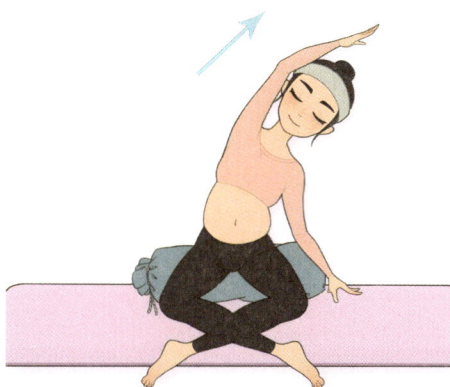

③随后身体回正，感受躯干左右两侧的差异，觉察右侧身体呼吸的空间是否变宽，哪一侧身体更舒适、更放松。

④换侧做同样的练习。停留时可闭眼感知腰侧及肋间肌群随呼吸扩张与收缩回弹，然后身体回正并做对比感知。

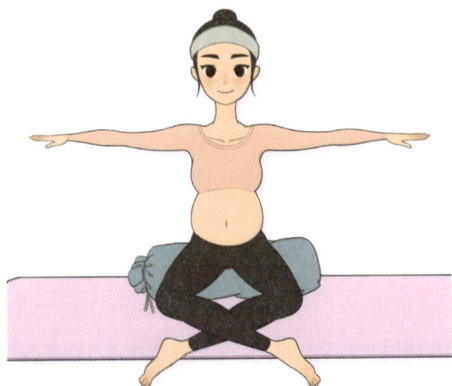

坐姿侧伸展练习动作步骤③　　　　　　坐姿侧伸展练习动作步骤④

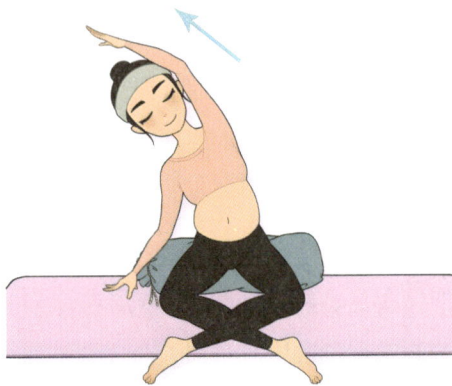

练习时长/频次：

每次3～5分钟，每天可重复2～3次。

注意事项：

①全程保持自然顺畅的呼吸。

②躯干侧弯时，保持骨盆重心稳定；注意肩膀放松，保持柔软。

（2）骨盆时钟练习。

适应证及功效：

从传统瑜伽疗法来看，睡眠障碍与腹壁紧张密切相关。腹壁过度紧张时，横膈膜升降的阻力可能增加，呼吸顺畅性降低，可能引起易醒等症状。通过练习瑜伽体式与呼吸模式可调整骨盆形态及功能，使骨盆底及腹部区域肌张力得以平衡，进而改善盆腹腔血液循环并激活盆腹腔的副交感神经，从而改善睡眠质量。

动作步骤：

参考第三部分助孕瑜伽练习中的骨盆时钟练习动作步骤。

练习时长/频次：

每组3～5分钟，每日1～2次。

注意事项：

孕中晚期仰卧练习时，注意练习过程应温和且缓慢。

（3）改善睡眠的呼吸练习。

①腹式呼吸。

②黄金丝带呼吸。

③帮助睡眠的身体扫描练习。

④帮助睡眠的眼部练习。

以上改善睡眠的呼吸练习参考第二部分呼吸的练习方法，可在第二部分呼吸与冥想练习准备姿势中选择适合自己的姿势进行，也可仰卧于大号WAFF功能气垫上练习。孕晚期盆底紧张不适的孕妈妈，可坐在瑜伽球上练习。

5. 孕期便秘

孕期便秘的原因：

①孕期胎盘分泌大量的孕激素，使消化酶分泌减少，从而引起胃肠道蠕动减弱，粪便因水分被过度吸收而变干变硬。

②孕期子宫增大，挤压肠管，造成肠内容物运动障碍。

③妊娠晚期因子宫压迫及腹压增加，使痔静脉回流受阻及压力增高而致痔静脉曲张，从而引起便秘。

④孕期体力活动过少，胃肠蠕动减慢，加重腹胀和便秘的发生。

⑤孕期摄入过多肉类、蛋类、牛奶等高热量高蛋白食物。

⑥部分孕妈妈可能会出现紧张、焦虑、烦躁、抑郁等情绪，导致自主神经功能紊乱。

适合的练习：

（1）无张力腹式呼吸练习。

适应证及功效：

通过增加横膈膜活动范围，提高肺的伸缩性，增加通气量，建立均匀的腹压，从而有效改善心肺及腹部器官功能，促进肠道蠕动，提升新陈代谢率，预防及缓解孕期便秘。

动作步骤：

参考第二部分呼吸的练习方法中的腹式呼吸动作步骤。

（2）站立骨盆卷动练习。

适应证及功效：

增加盆腔区域血液循环，促进肠道蠕动，缓解孕期便秘。

动作步骤：

①站立，双脚分开与髋同宽，微屈膝，双手轻扶髋的两侧；孕晚期靠墙站立，双手扶墙面，促进重心稳定；轻柔地将尾骨向后向上提，感受脊柱向上伸展，下巴远离锁骨。

②尾骨向下向前移动找耻骨，骨盆轻柔地卷动，脊柱向后微拱起，下巴靠近锁骨。重复练习。

③骨盆顺时针、逆时针水平面绕圈。

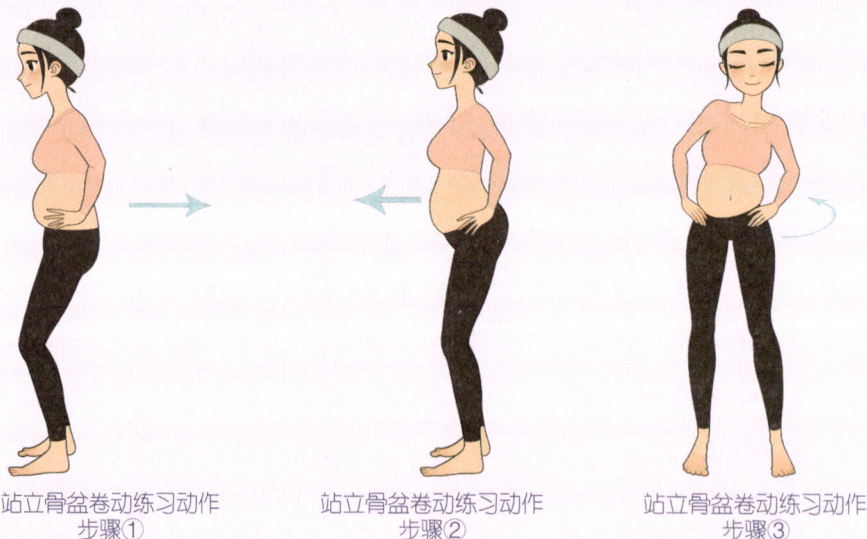

站立骨盆卷动练习动作
步骤①　　站立骨盆卷动练习动作
步骤②　　站立骨盆卷动练习动作
步骤③

练习时长/频次：

每组20~30次，可选择每日清晨空腹练习。

注意事项：

①保持自然呼吸，不憋气。

②骨盆卷动时缓慢、轻柔进行，动作幅度小。

（3）风吹树式练习。

适应证及功效：

通过上肢运动伸展侧腹肌群，创造胸腹腔空间，释放腹部压力，促进肠道蠕动，缓解孕期便秘。

动作步骤：

①站立位，双脚分开略比肩宽，耻骨微上提，调整好骨盆位置；双臂上举过头顶，手掌轻轻对合。

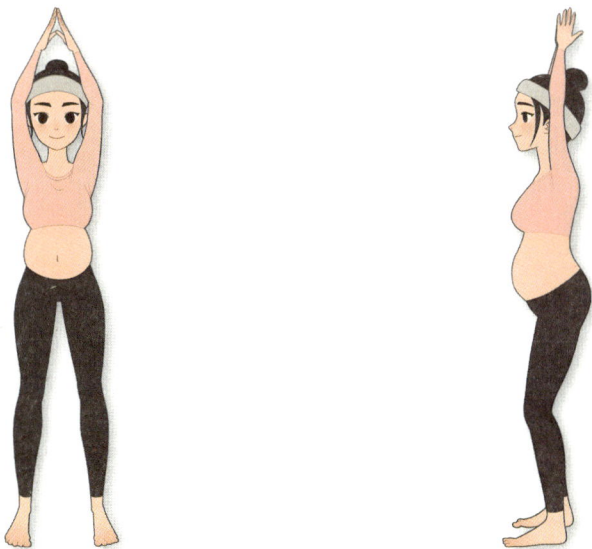

风吹树式练习动作步骤①

②保持呼吸顺畅，让手臂带动躯干向右侧屈，之后返回中线，再换侧练习；重复几组后可在躯干左右侧伸展姿态中分别停留，在侧屈姿势中停留2~3个呼吸

时长再返回直立，切勿憋气；如有憋气、用力现象，请轻柔地退出动作。

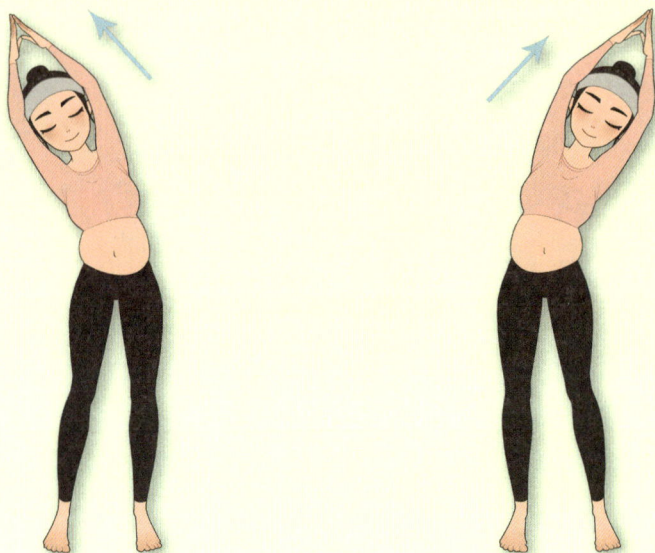

风吹树式练习动作步骤②

练习时长/频次：

每组3～5个呼吸时长，每次2～3组。

注意事项：

①全程呼吸顺畅，不憋气。

②侧屈幅度不宜太大，以舒适为宜；初学者及肩颈紧张的孕妈妈可以尝试单臂上举侧屈练习。

（4）坐姿骨盆时钟练习。

适应证及功效：

提升骨盆的灵活性，释放腹壁、侧腰及后背的肌肉张力；建立良好的腹压，促进肠道蠕动，缓解孕期便秘。

动作步骤：

①简易盘腿坐立于小号WAFF功能气垫或毛毯上，双手放于身体两侧，轻触地面，坐骨均匀打开，压于气垫或毛毯上。

②骨盆向前向后移动，感受骨盆底端的重心在尾骨和耻骨之间缓慢移动，重复几次。

③骨盆左右移动，感受骨盆底端的重心在坐骨之间的缓慢移动，好像在左侧坐骨与右侧坐骨之间来回画一个横着的"一"。

④骨盆顺时针画圈几次，再逆时针画圈，感受腰椎、胸椎、颈部以及头部是如何参与骨盆的画圈运动中的。

练习时长/频次：

每组3～5分钟，每天练习1～2次。

注意事项：

保持自然呼吸，动作缓慢、轻柔，脊背挺直，头颈部保持放松。

（5）臀桥式练习。

适应证及功效：

有效释放内生殖器、膀胱、直肠及腹部压力，提升骨盆及脊柱的灵活性，为肠道系统创造舒适的空间，促进肠道蠕动，增强消化，预防及缓解便秘。

动作步骤：

参考第三部分助孕瑜伽练习中的臀桥式练习动作步骤。

练习时长/频次：

每组8～10次，每次2～3组。

注意事项：

①保持顺畅呼吸，不憋气。

②肩颈、腰部不适者，避免过度抬高臀部。

6. 妊娠期糖尿病

妊娠期糖尿病，指孕前糖代谢正常，妊娠期首次出现的糖代谢异常。随着生活水平的提高、生活节奏的加快，不良生活方式（如高热量、高脂肪饮食，久坐、缺乏运动）使得妊娠期糖尿病高危人群（超重、肥胖、胰岛素抵抗）日渐增多，发病率呈逐年上升趋势。临床证据显示，糖尿病对妊娠结局会造成诸多不良影响，使母、子近期和远期并发症的发生风险增加。

妊娠期糖尿病的医学干预方法如下。

（1）医学营养治疗及生活方式干预。

生活方式与妊娠期糖尿病密切相关。有研究认为，孕中期饮食结构中若碳水化合物供能比过低、脂肪供能比过高，则会增加糖尿病发生的风险。孕期运动量过少、孕期体重增长过多也是糖尿病的危险因素。

通过营养治疗，在保证母体的营养需要、胎儿生长发育的同时，可以维持孕妈妈们体重的合理增长。根据孕妈妈们妊娠前体重和妊娠期的体重增长速度确定孕妈妈们每日摄入的总能量，可使糖尿病孕妈妈们的血糖控制在正常范围。通过对妊娠期体重进行管理，可以避免过多脂肪堆积，增加胰岛素分泌，降低胰岛素抵抗。在食物总热量不变的前提下，提高复合碳水化合物的比例并降低脂肪的供能比，对糖尿病孕妈妈们具有保护作用。

（2）运动疗法。

孕妈妈们可在每餐后30分钟进行中等强度的运动，通过降低妊娠期胰岛素抵抗，提高胰岛素敏感性，增加机体对葡萄糖的利用率，消耗掉多余的葡萄糖。

（3）药物治疗。

对于妊娠期糖尿病的孕妈妈们，建议优先通过饮食、运动控制血糖，如果血糖控制不佳，则可使用药物控制血糖。降糖药物首先推荐使用胰岛素，其安全性和有效性均较高。目前，口服降糖药物二甲双胍对糖尿病患者的安全性和有效性已基本得到证实。可在医生的指导下，并征得患者同意后，谨慎用药。

适合控制血糖的瑜伽练习：

（1）蜂鸣式呼吸。

参考第二部分呼吸的练习方法中的蜂鸣式呼吸。

（2）山式站立练习。

适应证及功效：

建立良好的孕期体态，缓解孕期脊柱生理曲度改变所带来的疼痛，促进代谢。

动作步骤：

①靠墙站立，双脚分开与肩同宽，双手掌心相对或向前；双脚掌均匀向下踩

于地面，脊柱延展，让脚跟、小腿肚、骶骨、上背部、后脑勺这5个点靠近墙面，头顶向上延展。

②保持顺畅的呼吸，大腿前侧肌肉微收紧上提，耻骨向肚脐方向上提，将骨盆调整至相对中立位，避免下腰处离墙面距离过宽。

③感受气息均匀地打开胸腔和腹腔，在柔和的呼气中体验肩膀远离耳朵，肩胛骨靠向中线。

练习时长/频次：

每次3～5分钟，每天可重复练习。

注意事项：

练习时，保持均匀顺畅的呼吸。

（3）半月式练习。

适应证及功效：

帮助孕妈妈们强健下肢力量，建立稳定的根基，增加身体代谢，增强横向拉伸与纵向扩张，为子宫创造空间，让呼吸活动度增大。

动作步骤：

①背靠墙站立，瑜伽椅放于右腿前方30厘米处，左手轻抚髋；双脚分开至两

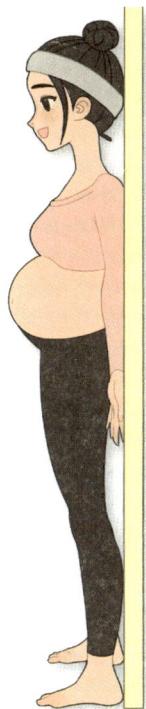

山式站立练习动作

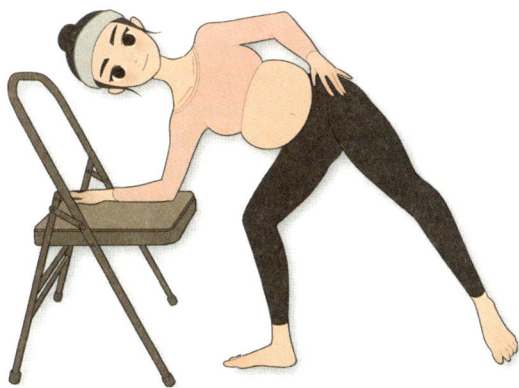

半月式练习动作步骤①

倍肩宽，右脚外展90°，左脚微内扣；双臂向躯干左右两侧伸展，屈右膝，右手掌及前臂支撑在瑜伽椅上。

②移动躯干，收缩并抬高左腿使之与地面平行；左脚掌回勾，感受头顶与脚跟向各自的方向伸展，将身体两侧的空间展开。

③当身体感觉到稳定后，伸展左臂向天花板展开，与右臂呈一条直线，停留3~5个呼吸时长。

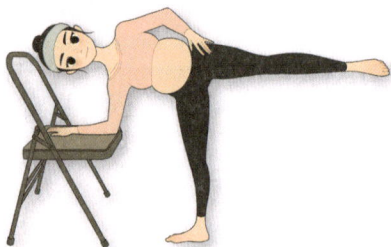

半月式练习动作步骤②

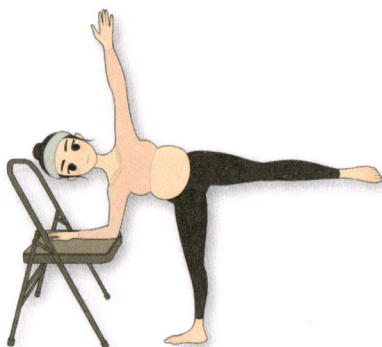

半月式练习动作步骤③

④屈右膝，收回左腿。

⑤回到起始位后换侧练习。

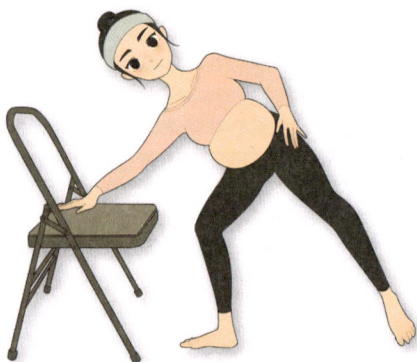

半月式练习动作步骤④

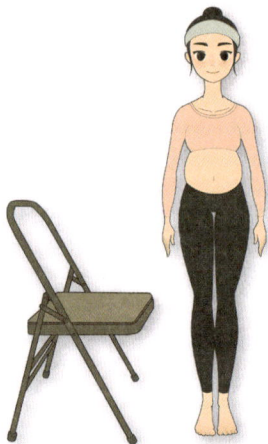

半月式动作步骤⑤

练习时长/频次：

每侧练习停留3～5个呼吸时长。

注意事项：

①辅具支撑的高度以能为脊柱提供等长延伸的空间为宜，骨盆需调整至中立位。

②此练习须有瑜伽练习基础或在专业老师指导下进行。

（4）下犬式练习。

参考第三部分助孕瑜伽练习中的下犬式练习。

7. 妊娠期高血压

妊娠期高血压是指女性在妊娠20周后出现的高血压，即收缩压≥140毫米汞柱和（或）舒张压≥90毫米汞柱，尿蛋白为阴性。妊娠期高血压通常于产后12周内恢复正常。

妊娠期高血压的医学干预方法如下。

（1）生活方式干预。

生活方式干预法能够有效地降低妊娠期高血压的发生率。妊娠期需适度运动，合理安排作息，保持心情舒畅；保证合理的营养和热量摄入，不建议过度限制食盐摄入；鼓励家属多陪伴，让孕妈妈们得到心理上的支持。必要时可寻求专业人员的心理指导。

（2）药物治疗。

妊娠合并高血压疾病的孕妈妈应在产科医生的指导下合理使用降压药控制血压。药物降压过程中需监测血压变化，如血压波动过大或血压过高、过低都需要及时告诉医生。

适合的练习：

（1）黄金丝带呼吸。

参考第二部分呼吸的练习方法中的黄金丝带呼吸。

（2）无张力腹式呼吸。

参考第二部分呼吸的练习方法中的腹式呼吸。

（3）双角式练习。

适应证及功效：

伸展骨盆区域肌肉组织，创造骨盆空间，促进血液循环，改善呼吸，促进血压调节。

动作步骤：

①站立，双脚分开大于两倍肩宽，双脚掌外侧缘彼此平行，双手扶髋。

②双臂侧平举，屈髋向下，双手放于肩部正下方的辅具上；保持顺畅的呼吸，轻柔地将尾骨向上抬，展开坐骨，从骨盆底端开始延展到后脑勺，感觉整条脊柱随着吸气与呼气而伸长与缩短。在呼吸中调整脚跟与坐骨的力线，找到能让大腿后侧充分伸展的感觉。

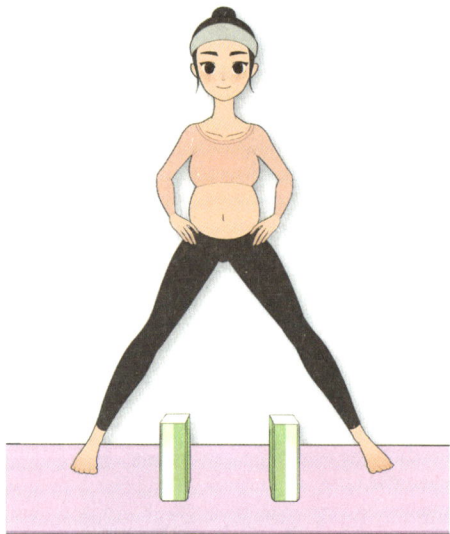

双角式练习动作步骤①

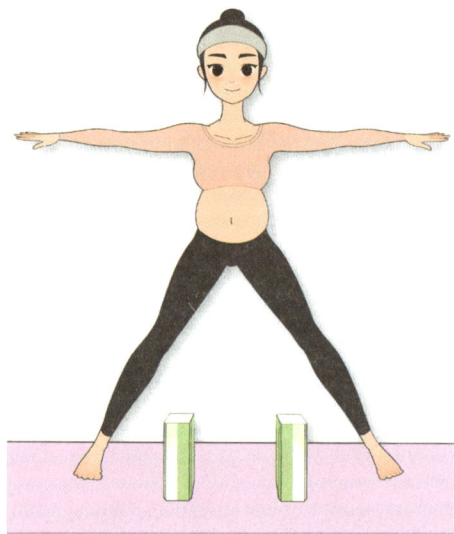

双角式练习动作步骤②—双臂侧平举

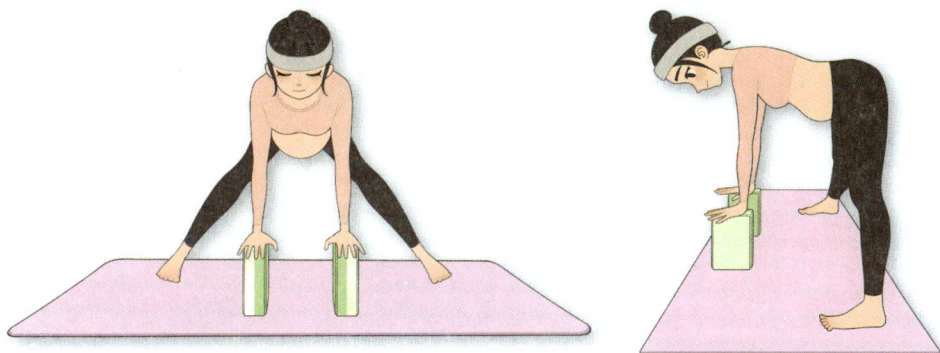

双角式练习动作步骤②—正面（左）、侧面（右）

③保持稳定的重心，微屈膝，缓慢地退出体式，还原到起始位。

练习时长/频次：

进入体式后，可停留5~8个呼吸时长。

注意事项：

根据孕妈妈们身体的个体差异，可在双手下方垫瑜伽砖或使用椅子来完成，以降低难度。

（4）仰卧束角式练习。

适应证及功效：

调节高血压，缓解腹部的拥挤感和沉重感，缓解呼吸短促，打开胸腔，使孕妈妈们身心放松。

动作步骤：

参考第三部分助孕瑜伽练习中的仰卧束角式练习动作步骤。

8. 帮助放松的姿势

（1）仰卧放松练习。

适应证及功效：

消除孕期紧张感，平衡神经系统，放松全身。

动作步骤：

①坐立屈膝，从侧卧进入仰卧；将抱枕横放于膝盖下方，双脚分开与髋同

宽，脚踝和脚趾放松；双臂外展，放于身体两侧，掌心向上。

②轻轻闭上双眼，从上到下扫描身体，确保后脑勺的中心、躯干和四肢平稳安放，眼球视线向下，面部肌肉放松；缓慢地呼吸，持续感知呼吸如何进入身体，又经过哪些身体部位逐渐离开身体，保持对身体的觉察。

③当感觉练习足够了，将身体变为侧卧；再用上侧手轻推地面，缓慢起身退出体式。

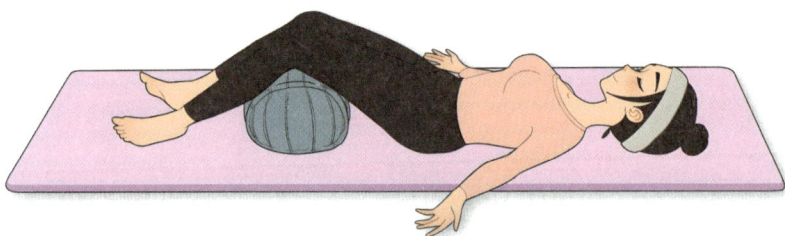

仰卧放松练习动作

练习时长/频次：

每次3～5分钟，每日1～2次。

注意事项：

①怀孕初期，可多以仰卧休息的方式放松；可在膝盖下方垫抱枕，减少腹部张力，保护腰椎。

②保持呼吸顺畅自如；可在颈椎处垫高，让下巴与额头保持水平。

③进入和退出练习均需要从侧卧位进入。孕晚期采用仰卧位可能有低血压风险，请在感受到不舒服时立即调整至舒服体位。

（2）侧卧放松练习。

适应证及功效：

适合整个孕期，该练习对孕晚期的孕妈妈们格外友好，可有效缓解腹部压力对骨盆、腹股沟及下腰背造成的紧张感。

动作步骤：

①坐立，侧身向下，呈左侧卧位。

②将抱枕竖放夹于小腿及膝盖之间，毛毯垫高头部，确保颈椎的舒适度；双手自然放于身体前侧。

③轻柔地闭上双眼，将身体的重量全部交给地面，大腿、臀部及腰部后侧放松；将呼吸带到胸腔的两侧、后腰及骨盆周围，感受它们在呼吸中柔和地扩展和回弹。

④停留动作后，缓慢睁开眼睛，双手推地，温和地退出体式至坐立位。

练习时长/频次：

每次3~5分钟，每日可练习1~2次；可根据个体舒适感延长练习时长。

注意事项：

辅具的高度应以不同孕周的孕妈妈感受舒适为宜。

（3）骶骨氏呼吸练习。

适应证及功效：

有效释放脊柱压力，缓解孕期紧张，促进分娩。

动作步骤：

①双膝打开，给宝宝留出空间，俯靠于被固定的大抱枕或瑜伽大球上。

②双臂环抱球面，头转向一侧，胸腔前侧舒适地放于球面；骨盆左右轻柔地摆动，放松脊柱两侧。

③闭上双眼，练习腹式呼吸，并将呼吸带到后背；想象通过呼吸的纽带和宝宝美好地互动。

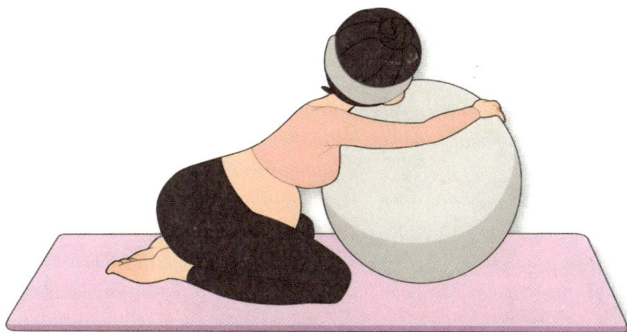

骶骨氏呼吸练习动作

练习时长/频次：

进入体式后可停留3~5分钟，每天可练习1~2次。

注意事项：

在家练习时请提前准备好辅助器具，确保房间温度合适，让自己感觉到放松和舒适。

三、关于分娩疼痛与安全

（一）分娩

分娩可以简单地描述为将胎儿排出体外的过程。分娩生理过程是指子宫纵行平滑肌收缩使产道环行平滑肌扩张，并推动胎儿旋转式下降，通过产道排出到母体外的过程。

从另一个角度讲，可以将分娩定义为性爱的延续过程。从发生经过看，分娩过程在性爱过程之后；从解剖生理角度看，分娩与性爱涉及相同的生殖器官，都与催产素、泌乳素等激素相关，都需要植物神经的调控（比如，减少恐惧引起的交感神经兴奋和肌肉紧张，促进副交感神经兴奋，增加腺体分泌），都需要能够兴奋副交感神经的外部环境。

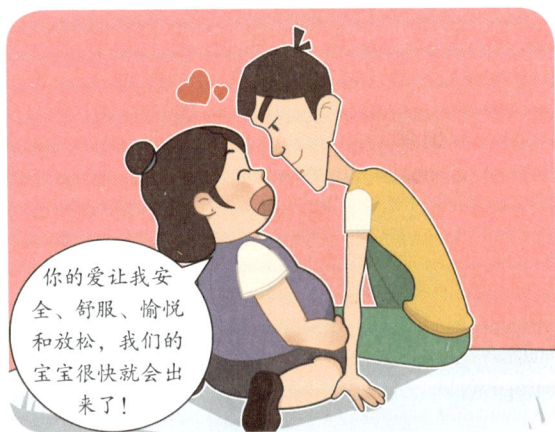

你的爱让我安全、舒服、愉悦和放松，我们的宝宝很快就会出来了！

产程中夫妻恩爱促进顺产

子宫分为子宫体和子宫颈，子宫体包括外层的纵行平滑肌，中层的交织状纵行平滑肌和内层的环行平滑肌。子宫颈主要由环行平滑肌构成。子宫体纵行平滑肌的有效收缩具有缩复式收缩的特点。子宫体纵行平滑肌发生节律性的收缩，不仅为娩出胎儿提供动力，而且纵行平滑肌的收缩会牵拉宫颈，使环行肌肉弹性增强并扩张，因此也能消除胎儿下降的阻力。加之，子宫体纵行平滑肌与环行平滑肌的协调收缩与舒张具有维持胎位正常的功能，子宫体中层的交织纵行平滑肌收缩时，使得胎儿呈旋转式下降。因此，每次有效宫缩期间，胎儿相对于产道的位置都可能发生变化，最终得以顺利地娩出产道。

子宫纵行平滑肌收缩的有效性取决于足够的持续收缩时间（每次宫缩时间）、足够的强度（每次宫缩达到的宫腔压力）和一定的收缩频率，同时纵行平滑肌收缩使产道（宫颈和阴道）环行平滑肌得以扩张并维持一定的弹性。

宫缩时，子宫颈部神经感受器可感知到胎头的压力，反射性调节交织状平滑肌的收缩力并推动胎儿旋转式下降。如果宫颈环行肌因为产妇的紧张情绪和交感神经兴奋而呈紧张状态，则可能发生胎头旋转受阻和胎位不正等情况，胎儿头部容易形成产瘤。

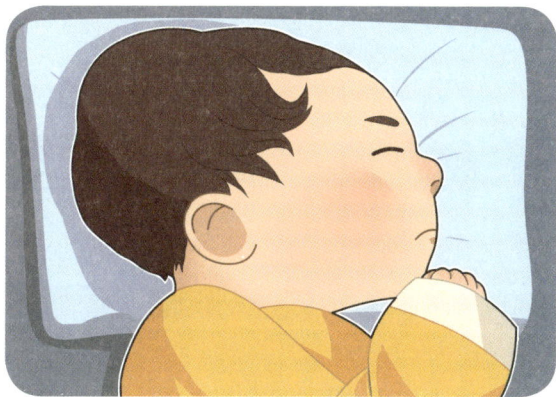

产瘤示意图

子宫平滑肌的活动受到神经—内分泌—免疫的调控。妊娠足月时，催产素受体数量及其敏感性增加，子宫平滑肌在催产素及前列腺素、内皮素等其他激素的协同作用下发生节律性收缩，启动产程。催产素受体的敏感性也受到胎儿成熟度、环境、炎性介质、情绪等多种因素的影响。紧张焦虑情绪，不仅会抑制催产素的分泌，也会降低催产素受体的敏感性，而感染导致的炎性介质增加又可能导致催产素受体过度敏感，从而引起早产。

子宫运动的调控神经为植物神经，又称为自主神经。植物神经通常不受意识控制，它不仅直接调控子宫平滑肌收缩能力，也间接调控催产素受体的敏感性和呼吸循环功能，从而影响子宫收缩的有效性。

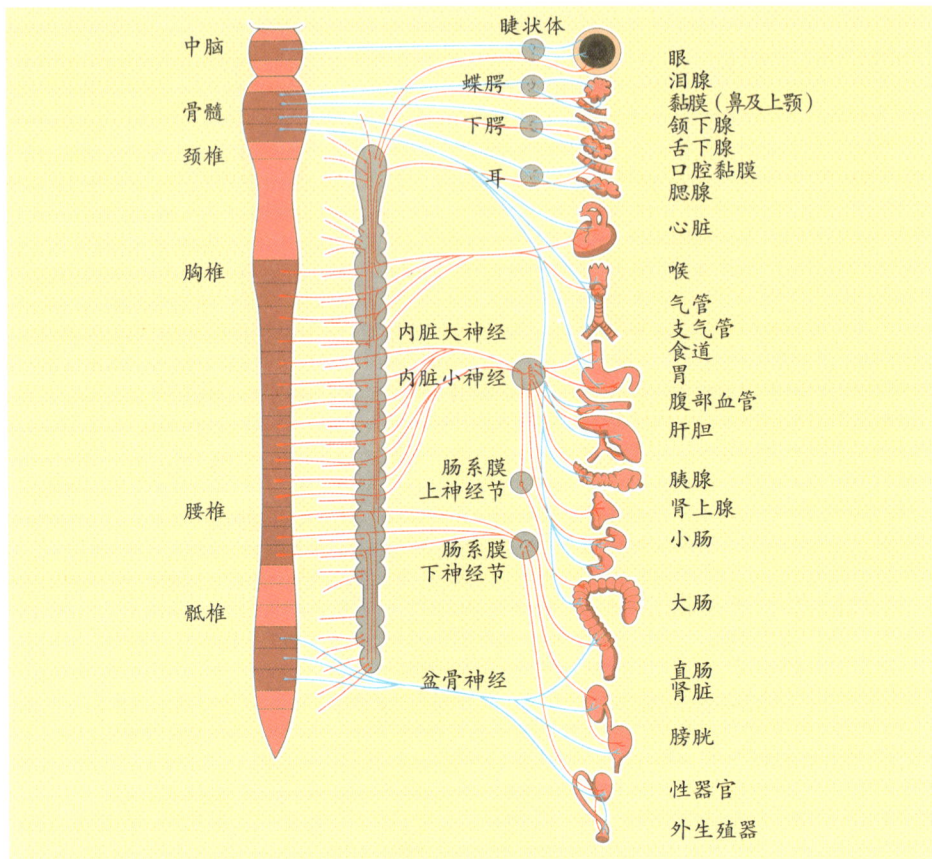

交感神经与副交感神经解剖示意图

植物神经分为交感神经和副交感神经，二者对内脏功能的调节既有互相协同的一面，也有互相矛盾的一面。

（二）分娩的不同阶段

分娩过程被人为划分为三个阶段，分别命名为分娩的第一、第二、第三产程。既然是人为划分与命名，所以也可能随时发生改变。比如有学者认为可以将胎盘娩出到产后2小时纳入第四产程管理。目前公认的产程划分依据和标准是：

第一产程：规律宫缩进入产程开始，到宫口开全，即宫口开至10厘米。第一产程又被划分为潜伏期与活跃期两个时段，以宫口开至5厘米作为潜伏期与活跃期的分界点。

第二产程：宫口开全到胎儿娩出。

第三产程：胎儿娩出到胎盘娩出。

人为划分产程可以帮助临床医生、护士判断分娩过程的进展，但分娩作为一个类似排便的生理过程，产妇自己的感觉也能帮助她判断产程是否进展以及进展的速度。比如，产妇根据宫缩疼痛的间隔时间，可以了解宫缩的频率是否在增加；根据宫缩疼痛的持续时间及强度，可以判断宫缩是否越来越有效；根据便意，判断胎儿是否即将穿过盆底到达体外。这里，我们特别要注意的是人为划分产程的指标不够客观，可能导致临床判断不够准确，甚至误用不必要的医疗干预。

首先，测量宫口扩张的大小并没有客观的技术，医护人员的手指触摸受到操作者的体型大小、触摸力度强弱等因素的影响，也受到被检者的体型大小、体位、有无宫缩以及吸气与呼气等因素的影响。理论上，每次有效宫缩会让宫口打开且变得更有弹性；宫缩结束时，宫口大小可能会缩小一些。那么，实际宫口直径的变化取决于宫缩时开放的大小与宫缩间歇期缩小的大小。

其次，在某一些阶段，每次宫口开放多、缩小少，则产程会持续进展；而在另一些阶段，宫口可能开放少而缩小多，可能表现为产程停滞。

再次，在临床上经常观察到当子宫口开全时产程却停滞了，这可能与医院分娩环境的布局有关。大多数医院要求产妇在宫口开全后从待产的房间转移到分娩的房间。产妇在适应新环境过程中，宫缩的持续时间、频率、强度都可能受到影响。因此，在同一个房间经历待

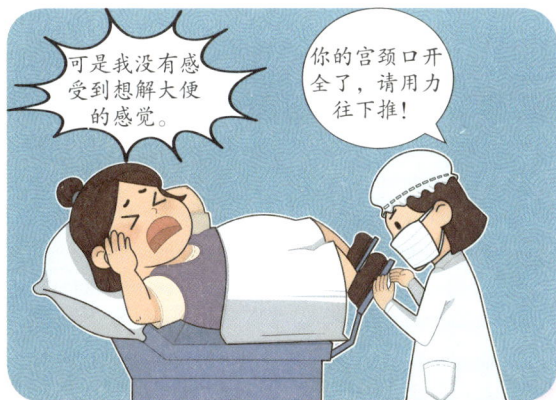

无觉知的分娩不能启动生理反射

产和分娩全过程是一体化产房的优势，在这样的产房，可实现观察待产—分娩—产后康复的服务。

（三）分娩疼痛

疼痛被认为是一种不愉快的主观感受，但人们对疼痛的矛盾态度普遍存在。一方面，有专家强调疼痛属于人体第五大生命体征，即在体温、脉搏、呼吸、血压这四大生命体征之外的生命体征，意味着有生命就可能有疼痛。疼痛也是机体对内外环境改变所采取的适应性反应。另一方面，也有专家强调消除疼痛是每个患者的基本权利。这种观点与传统的医学观点可能相悖，医疗行为的重要目标是维持生命体征相对正常，而不是消除生命体征。

分娩疼痛源于子宫阵发性收缩导致肌壁间血管钳闭，子宫缺血、缺氧和胎儿缺氧而生成大量低氧代谢产物，刺激或敏化子宫局部的神经末梢后产生的疼痛感觉。分娩疼痛是一种阵发性的、逐渐增强的、钝性的、急性生理性的内脏疼痛。

宫缩不仅在分娩过程中发生，也发生在月经期和性爱过程中。而绝大多数女性对分娩、月经、性爱的感知不仅强度不同，而且感受的性质也可能不同。比如性爱是愉悦，分娩是疼痛，这就表明子宫收缩与疼痛不是必然关联的。

分娩疼痛的强度除受到子宫收缩强度的影响外，也受其他诸多因素的影响。如低氧代谢产物、炎性因子会增加神经感受器的敏感性；恐惧、焦虑或者抑郁情绪也会因减少内脏血供而加重疼痛感觉等。从生物—心理—社会—时空医学模式看，分娩疼痛的影响因素包括生物因素、心理因素、社会因素、时间因素与空间因素。

分娩产妇越紧张，交感神经越兴奋，宫颈及血管的环行平滑肌张力越高，其结果是：一方面宫颈不容易扩张而使产程延长，另一方面宫缩时子宫缺血和胎儿缺氧导致疼痛加重，同时也会增加胎心异常的风险。

分娩疼痛的影响因素较多，其中心理因素是最重要的。不同的产妇对于分娩的疼痛耐受能力不同，有人感觉难以忍受，也有少数人会产生性高潮的快感。虽然有人认为分娩疼痛的强度与截断手指的疼痛程度相当，但是，分娩疼痛是内脏

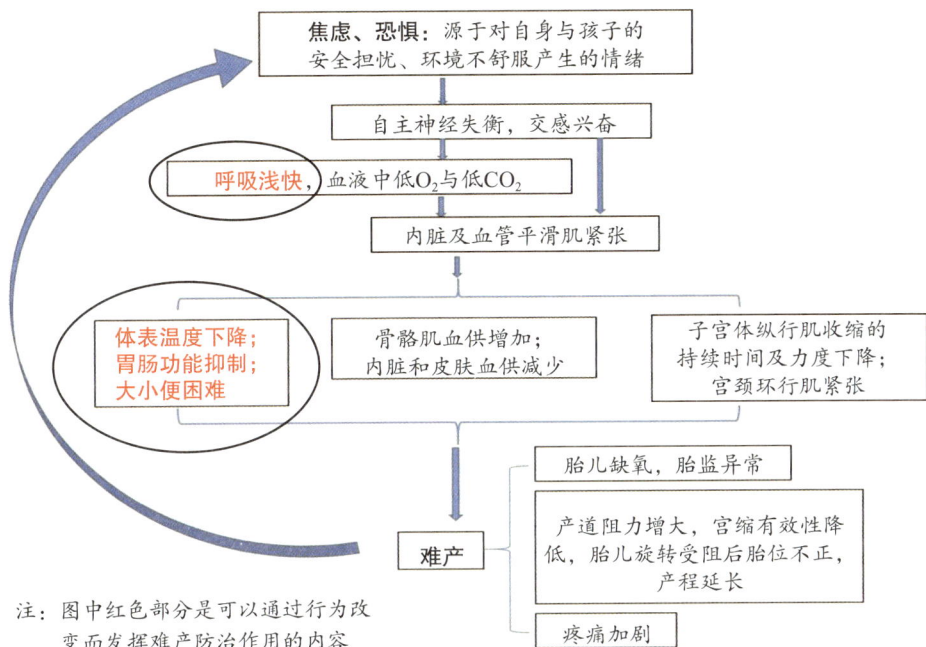

焦虑恐惧导致难产的发生机制

痛，而手指疼痛属于躯体疼痛，两者的性质不同，可比性较差。未来的产科医疗服务领域将纳入专业的生育培训。届时，孕产妇将正确认识分娩及疼痛，放下对分娩的恐惧，并配合身心治疗，可能有更多的产妇能体验到分娩期的高潮快感。

（四）应对分娩疼痛的TROOP模式

分娩疼痛的应对强调身心整体干预，治疗与预防相结合，孕妈妈、家属与医护人员相结合。对分娩疼痛的干预贯穿孕产期，涉及的技术内容概括为分娩疼痛TROOP应对。

培训（Training）：由专业的医护人员提供孕期培训，让孕妈妈们及家属了解妊娠反应、分娩宫缩、疼痛的特征及其生理保护意义，放下恐惧，放松心情，促进自主神经平衡，减少孕产期并发症发生。

心情放松、生活规律、深呼吸练习（Relax，Rhythm，Respiratory）：有利于促进孕期健康，促进母子健康。

高潮感（Orgasmic）：分娩是类似性爱的生理活动，需要的环境与性爱类似，要求安全、舒适。通过夫妻陪伴、抚触、水浴、芳疗、舞蹈等行为提升愉悦感，有助于产生高潮感。通过提高内啡肽浓度，促进副交感神经兴奋，促进产道腺体分泌，加快产程和促进自然分娩。

口头营养摄入（Oral）：产程中可摄入适当的饮食，促进胃肠蠕动，保持大小便通畅，必要时可根据生活习惯少量摄入具有镇静镇痛作用的食物或药物，维持正常的作息和睡眠节律。

药物镇痛（Pharmaceutical）：如果产妇的疼痛超过耐受范围，可以提供药物镇痛。首先提供安全性高但镇痛作用相对较弱的肌注或静脉注射，根据需要再提供椎管内注射药物镇痛。因为镇痛效果强烈的椎管内镇痛会完全阻断交感神经的传导，可能影响机体的神经—内分泌—免疫生理节律，从而出现宫缩节律紊乱，可能抑制产妇的便意，从而阻碍产妇协调用力。同时，还可能抑制体温感知与体温调节，从而导致发热等。因此，建议选择椎管内镇痛时遵循"晚用早停"的原则，在使用非药物技术应对分娩疼痛的基础上使用药物镇痛。

分娩疼痛的整体治疗措施总结为TROOP模式。

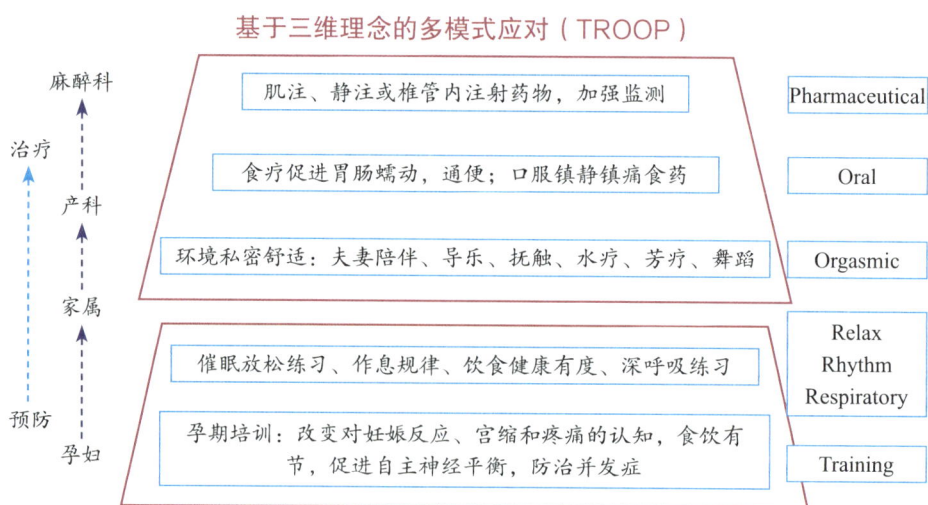

基于三维理念的多模式应对（TROOP）

麻醉科	肌注、静注或椎管内注射药物，加强监测	Pharmaceutical
治疗	食疗促进胃肠蠕动，通便；口服镇静镇痛食药	Oral
产科	环境私密舒适：夫妻陪伴、导乐、抚触、水疗、芳疗、舞蹈	Orgasmic
家属	催眠放松练习、作息规律、饮食健康有度、深呼吸练习	Relax Rhythm Respiratory
预防	孕期培训：改变对妊娠反应、宫缩和疼痛的认知，食饮有节，促进自主神经平衡，防治并发症	Training
孕妇		

分娩疼痛整体治疗措施—TROOP模式

（五）应对分娩疼痛的非药物技术

降低交感神经兴奋性或增加副交感神经兴奋性是非药物镇痛的重要机制。所有减少恐惧感的因素都可能降低产妇交感神经的兴奋性，同时所有增加产妇安全感、舒适感、愉悦感、浪漫温馨感和专注度的因素都可能增加产妇副交感神经兴奋性。非药物的效果通常表现为能够让产妇平静情绪，安然入睡，胃肠蠕动加强，大小便通畅，手脚温暖等。

1. 自由体位

自由体位指产妇选择自我感觉舒服的体位完成待产和分娩。自由体位可能改变重力对分娩的影响，但重力在进食吞咽、大小便排泄等生理过程中的作用非常有限。自由体位在分娩过程中的重要性主要在于：一方面产妇要主动关注自己的感觉，另一方面也要避免长时间固定体位导致局部缺血和不适。自由体位待产可以让产妇骨盆与胎位处于相对变化的过程中。

产程中自由体位可能受持续胎儿监测的限制，即使是采用无线胎儿监测，也需要产妇体位相对固定以避免监测信号不良。因此，越来越多的产科工作者主张产妇在产程中仅间断接受胎儿监测，并根据产妇的意愿选择自由体位，包括卧、走、立、坐、跪、趴、蹲等。卧位主要包括仰卧位、左右侧卧位、半卧位等，避免强行要求产妇左侧卧位。

产程中的运动和体位改变能产生积极作用，包括改变产妇的呼吸节律与深度、减轻疼痛、改善母体和胎儿的血液循环和氧供、促进胎头下降、缩短产程、减少会阴损伤和侧切等。

2. 轻抚触按摩与穴位按摩

人体皮肤表面存在密度极高的神经末梢，这些神经末梢具有触觉、温度觉等功能，而且与副交感神经兴奋性密切相关。皮肤在受到刺激后触发皮肤中枢反射，刺激体内释放内啡肽等愉悦激素。

轻抚触按摩可以让大量温和、良好的刺激信号通过皮肤感受器让被抚触者产生立毛肌收缩和瘙痒的感觉，刺激传达到中枢，可引起被抚触者的多种生理功能进一步完善。研究证明,在自然分娩中,轻抚触按摩作为非药物分娩镇痛方法之一,可以降低产妇的疼痛和焦虑,提高整个分娩过程的舒适度。

穴位按摩是以解剖学和中医理论为基础的按摩,可以由陪护人员提供。操作过程要求双方配合呼吸运动,具有稳定自主神经功能、改善微循环、减轻疼痛、放松肌肉、促进产程、调节胎位等效果。让产妇感觉舒适放松并能提升呼吸效果和改善盆腔微循环的穴位包括八髎穴、交感穴、子宫穴、肩井穴、足三里等。按摩操作者的专注度、力度,以及与产妇的良好沟通直接影响穴位按摩的效果。

3. 针刺镇痛

针刺镇痛作为中国传统医学的重要组成部分,也可产生分娩镇痛的效果。针刺的穴位包括合谷、三阴交和足三里等。近二三十年来,西方国家也开始尝试将它用于分娩镇痛。由于针刺技术需要专业人员实施,因此临床应用受限。

4. 经皮电神经刺激

经皮电神经刺激仪通过电刺激诱导产妇产生麻木的感觉。电刺激感觉激活脊髓背角或中枢下行性的抑制系统,或者提高产妇的专注度从而产生镇痛效果;促进人体内源性镇痛物质内啡肽的释放,提高机体痛阈,麻木感觉占据疼痛上传通路而发挥闸门控制作用等。目前,临床使用的导乐仪就是基于经皮电神经刺激原理。

经皮电神经刺激法使用简单方便,无创伤性,易被病人接受,但可能影响胎心持续监测。其镇痛目标不是消除疼痛,而是减少分娩过程中镇痛药物的使用量和使用时间。

5. 穴位皮内水注射

穴位皮内水注射又称为水针,选择八髎穴(分娩疼痛所涉及的神经传导部位)注射无菌注射用水,形成皮丘,在局部引起机械性强刺激,可能使内啡肽水平升高,或者增加骶神经中的副交感纤维兴奋性从而达到镇痛效果。有研究表明,皮内注射组在注射后30分钟、1小时及2小时疼痛减轻,因此穴位皮内水注射是治疗第一产程中产妇背部疼痛的有效方法。无菌注射用水不含药物成分,对母婴近远期均无影响,使用的目标也是通过缓解疼痛避免或延迟使用麻醉药物镇痛。

6. 水中分娩

自1983年Odent发表第一篇关于水中分娩的报道以来，水中分娩在世界范围内广泛应用。产妇于第一产程或第二产程浸泡于装有热水的浴盆中，靠水的浮力刺激皮肤和兴奋副交感神经而缓解产痛。水的浮力和静水压使产妇有失重感，肌肉不需要支撑身体而放松，有助于产妇消除紧张和疲劳感并放松盆底肌肉，也有利于减少分娩阻力，使分娩更为自然。此外，合适的水温还能降低交感神经兴奋性，增加副交感神经兴奋性，改善子宫灌注，促进节律性宫缩，增加会阴组织弹性，有利于减轻宫缩疼痛及缩短产程。研究证实，水中分娩可以减轻分娩疼痛，减少麻醉和产科的干预，可作为产妇缓解分娩疼痛的一种选择。选择将胎儿于水中娩出，虽有发生母体感染与新生儿窒息的风险，但产道是一个相对开放的环境，新生儿娩出后胎盘供氧并没有立即终止。胎儿娩出后脐带搏动消失以前，会将新生儿及时暴露于空气中启动自主呼吸再断脐，可避免新生儿在水中长时间无自主呼吸而发生缺氧窒息。无论新生儿是否于水中娩出，都需要密切观察新生儿的肌张力、呼吸动度、脐带脉搏、心跳、皮肤颜色和对外部刺激的反应，并及时提供必要的生命支持。

7. 热疗、冷疗

热疗指使用热水袋、电热毯、热湿毛巾热敷产妇的腰背部、下腹、腹股沟和会阴部，可刺激皮肤触觉与温度觉，达到兴奋副交感神经、改善盆底的血液循环、缓解疼痛、消除寒战、减少关节僵硬、缓解肌肉痉挛、增加结缔组织的伸展性等效果。

冷疗或冰疗通常指用冰袋、瓶用冰、冷毛巾等敷在产妇的胸部、面部和背部，以舒适及不感觉寒战为度。冷疗也可以用于缓解肌肉痉挛、消除炎症和水肿。必要时还可冷热交替治疗，刺激局部的血液循环和内源性镇痛物质生成。

8. 分娩球

分娩球是指分娩期间使用的不同形状的瑜伽球。产妇可间断骑坐在分娩球上休息，可由旁人指导并协助产妇在分娩球上进行缓慢有规律的骨盆旋转运动，让产妇感受球体对盆底肌肉进行的按摩，缓解会阴部和腰骶部的疼痛。也可坐在球上配合深慢的呼吸进行规律性的髋部摆动，或者跪伏在分娩球上改变体位和呼吸方式，并依靠球体对皮肤的弹性接触缓解疼痛。使用分娩球需注意呼吸与运动的协调性。产妇应保持坐姿稳定，配合呼吸进行有节奏的晃动或滚动，通过盆底肌的收缩与放松来缓解阵痛。若使用时出现快速弹跳动作，可能因重力冲击导致会阴部位血流循环受阻，进而引发局部组织渗出形成水肿，因此建议采用缓慢、有控制的运动方式。

9. 分娩疼痛的心理支持疗法

心理支持疗法是通过改变产妇心理状态，改变影响分娩的神经—内分泌—免疫调控网络，达到控制产妇紧张情绪、减轻宫缩疼痛的一种非药物疗法。通常需要在孕期对产妇及其家属进行解剖生理和妊娠分娩方面的知识宣教，改变他们对分娩和疼痛的认知，使其了解分娩过程和环境，减少恐惧焦虑情绪；训练产妇掌握适当的呼吸、心理暗示和想象技能。心理支持疗法的优越性在于能积极调动产妇对生育的责任感及主动参与分娩的积极性，使产力与产程趋于正常，避免不必要的医疗干预。

常用的心理支持疗法包括催眠分娩法、呼吸减痛分娩法以及陪伴分娩等。

（1）催眠分娩法。

催眠分娩法与温柔分娩法和宁静分娩法具有相似的健康生育观与放松技术，都强调通过培训帮助孕产妇正确认识分娩的生理特点，并应用放松技术让其处于类似睡眠的状态，从而增加子宫氧供，促进宫口扩张，减轻疼痛，保持胎心稳定。所有的放松技术均基于对分娩和疼痛的正确认知帮助孕产妇消除恐惧，再结合正确的呼吸方法、语言暗示、轻抚触按摩等，使产妇能够自我放松与专注，对内外环境做出适度反应。

具体步骤：

第一步，分娩前进行预备教育与相关培训。运用心理学知识改变孕产妇及家属对分娩过程及分娩疼痛的认知，利用松弛治疗使孕产妇渐进放松，体验催眠与自我催眠。

第二步，在自然分娩的过程中，使产妇自由选择舒适的体位，在催眠音乐与语言的引导中，通过呼吸调节实现自我放松和催眠。有研究表明，催眠可减轻分娩疼痛，提高产妇的满意度。

（2）呼吸减痛分娩法。

呼吸是由自主神经与随意神经共同调节的躯体运动。呼吸与情绪互为影响，呼吸的效果直接影响产妇的组织氧含量和内环境。通过有意识地呼吸增加产妇的专注度，减轻紧张、焦虑并增加副交感神经兴奋性，进而改善内脏器官的血供与氧供，同时减少大脑皮质对疼痛的敏感度，达到减轻疼痛和增加疼痛耐受的目的。

1952年，法国医生Fernand Lamaze在自然分娩法和精神预防性分娩镇痛法的基础上提出了拉玛泽呼吸法。拉玛泽呼吸法的要点为在潜伏期进行深而慢的腹式呼吸。即每一次宫缩时，从鼻孔吸气，用嘴呼出，以此来增加专注度，缓解紧张和疼痛（活跃期用快而浅的呼吸和喘气）；第二产程时，产妇用双手将外展屈曲的双膝向胸腹部牵引，深吸气后屏气并向下用力。

基于对分娩的解剖生理、呼吸与身心状态关系的了解，产妇可以根据自己的经验选择舒服的呼吸方法，包括类似睡眠的深腹式呼吸，而自然排便时的深吸气后短暂屏气和深腹式呼气可以松弛盆底肌肉，减少胎儿娩出的阻力。训练产妇感知逐渐增强的便意，并使用慢动作咳嗽可激活下腹部肌肉，也可减少胎儿娩出的阻力。

为提高呼吸减痛的效果，首先，需要帮助产妇及家属消除紧张情绪；其次，陪伴者根据自身的呼吸节律为产妇提供不同部位与力度的按摩；最后，加强与产妇的身心链接，促进产妇获得性器官内部与外部刺激后的愉悦感。

（3）陪伴分娩。

陪伴分娩包括导乐陪伴分娩与夫妇陪伴分娩。

导乐陪伴分娩是20世纪70年代美国克劳斯医生（M. Klaus）倡导的方法，是由具有自然分娩经验的女性，在产前、产时及产后给予产妇持续的心理、生理和情感上的支持与鼓励，使产妇在舒适、安全、轻松的环境下顺利分娩。

夫妇陪伴分娩是指接受过孕期培训的孕妇及其丈夫互相陪伴支持，完成自然分娩。分娩是性爱的延续，动用相同的神经内分泌与生殖器官。那些提升愉悦感的性行为和技术都可能促进产妇的副交感神经兴奋，增加内啡肽、催产素和泌乳素的分泌，不仅缩短产程、稳定胎心、减轻疼痛，而且可能极大地提升夫妇的分娩体验，让他们一起经历高潮分娩。

10. 营造舒适的生产环境

（1）芳香疗法。

芳香疗法又名"香薰疗法"，是指借芳香植物所萃取出的精油作为媒介，并以按摩、沐浴、熏香等方式，经由呼吸道或皮肤吸收进入体内，刺激嗅觉中枢和身体不同部位的感受器，从而增加副交感神经兴奋性、改善微循环，以达到舒缓情绪和促进身体放松的一种自然疗法。茉莉花和薰衣草是产程中最常用的芳香精油。临产时，精油香薰可以诱导爱与浪漫的感受，减轻分娩痛苦，给产妇留下愉快的生产体验。阵痛期间，有陪伴者在产妇腹部或下背部涂抹精油并进行圆圈状的按摩运动，刺激触觉与温度觉，使产妇放松，同时这种方法也可促进内啡肽释放。

（2）家庭式分娩。

家庭式分娩是指医院提供集待产、分娩、产后康复功能为一体的家庭式产科病房，营造温馨的分娩环境。丈夫或其他亲属陪伴产妇，共同参与分娩，可有效提高产妇分娩体验感。家庭式产房的应用不仅可以缩短产程，而且可以减轻分娩疼痛，降低新生儿窒息的发生率。

（3）音乐治疗。

音乐治疗是指通过刺激听神经并激活副交感纤维，从而达到减轻紧张、焦虑、抑郁等不良情绪的作用，也可以刺激内啡肽的分泌和降低儿茶酚胺的水平，减轻疼痛或增加疼痛耐受。在音乐的选择上，可以提供音乐的类型和曲目，由产妇按照自己的喜好选择；也可在音乐治疗专业人士的指导下，根据不同产程的宫缩特点选择相应曲目。产妇可以自行决定是否使用耳机。如将音乐应用于整个产程时，遇到产妇休息和睡眠时应暂停音乐的播放。如果产妇曾经接受过音乐引导的放松与想象的体验，在产程中使用则可能增强效果。

（六）分娩宫缩引起的胎儿间断缺氧与阵发性疼痛

分娩宫缩与分娩疼痛是人类进化过程中保留至今的生理特点，对人类的繁衍具有重要的生理保护意义。正确认识分娩宫缩及分娩疼痛的积极意义，可以帮助医患双方合理选择医疗干预。

1. 分娩宫缩引起的间断缺血（缺氧）的潜在生理保护意义

分娩时，子宫阵发性收缩，子宫肌壁间血管随着宫缩的强度发生部分或完全闭合，子宫缺氧和母体疼痛伴随发生。产妇与胎儿的生理标准不同于正常成年人，因此不能完全按照成年人的生理标准判断产妇与胎儿是否发生病理性缺氧。适当的母体应激反应以及胎儿自身的应激反应不仅可以反馈性调节子宫收缩强度和胎儿缺氧的程度，而且可增加胎儿肺泡表面活性物质（pulmonary surfactant，PS），PS是由Ⅱ型肺泡上皮细胞分泌的一种脂蛋白，主要成分是二棕榈酰卵磷脂，分布于肺泡腔内液体分子层的表面，具有降低液气界面的表面张力从而增加肺泡的顺应性作用，增强肺功能，从而增强胎儿从宫内"低氧海洋"到宫外"高氧陆地"的适应能力，这也是人类进化的缩影。

分娩时阵发性宫缩导致胎儿短暂的缺氧，宫缩结束时大量的低氧代谢产物舒张血管平滑肌，使得局部的血供与氧供增加，因此阵发性宫缩给胎儿提供了适应逐渐加重的缺氧与高氧刺激的能力，不仅使从宫内"低氧海洋"到宫外"高氧陆地"的新生儿发生"醉氧"损伤的可能性下降，也使得从宫内"无自主呼吸"到宫外"建立自主呼吸"的新生儿发生缺氧损伤的可能性下降。

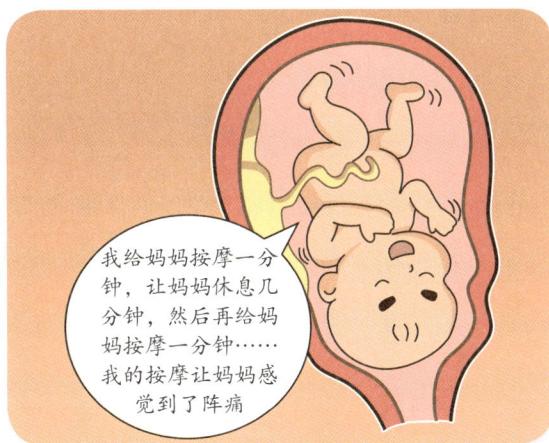

以积极态度认识分娩宫缩及疼痛

2. 分娩阵痛对母婴的潜在生理意义

对分娩疼痛的恐惧可能成为孕妈妈们选择剖宫产分娩的原因，却忽略了分娩这种生理性内脏疼痛对母婴可能有着生理性保护意义。

例如，没有疼痛感的孕妈妈有可能把宝宝生在意想不到的地方，比如厕所、路上、车上。而每次宫缩的疼痛就像宝宝给妈妈的"按摩"，痛并快乐着。这种"按摩"不仅帮助新妈妈们耐受疼痛，而且让新妈妈们拥有成就感，建立产后良好的母婴连接，减少产后抑郁症的发生。

因此，辩证地认识分娩宫缩引起的缺氧与疼痛，可以帮助孕产妇、家属及医护人员更合理地选择镇痛方式，也更理性地接受试产过程。试产不仅可能让母亲和胎儿获得间断性缺氧与疼痛诱导的保护，也可能减少医疗干预和医源性早产的发生，让分娩回归自然、健康、祥和的状态。

产后的康复与训练

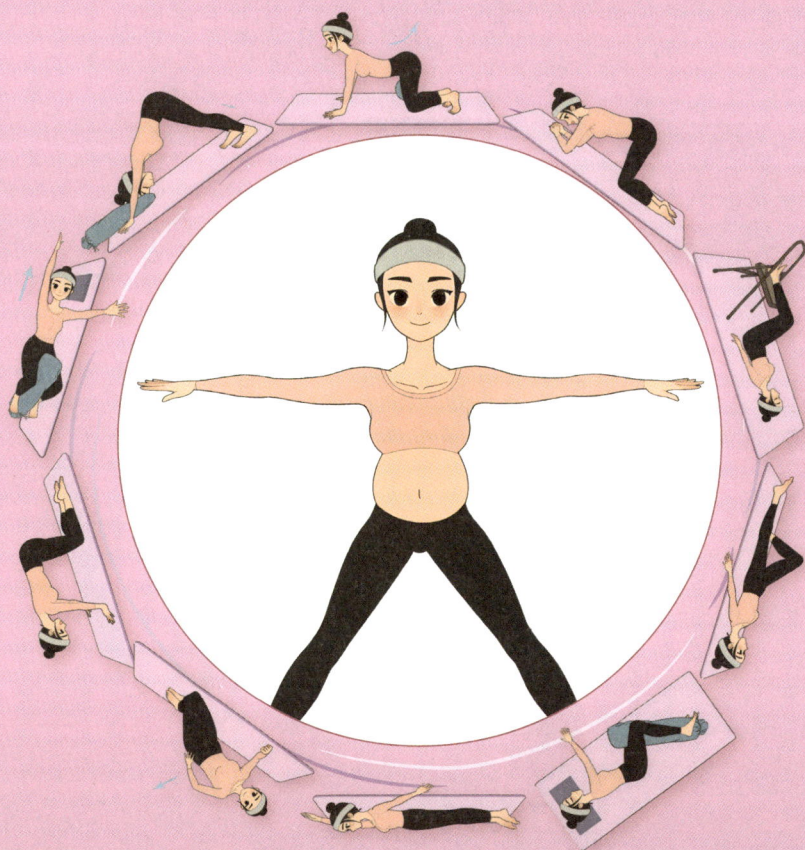

产后康复可以帮助新妈妈们调理身体，使生理、精神、心理各方面功能恢复到孕前的状态。因此，新妈妈们有必要积极地进行产后康复。那么，在产后康复过程中，新妈妈们需要注意哪些事项呢？

一、产后注意事项

（一）注意饮食

生完孩子后饮食虽然没有禁忌，但是新妈妈们最好吃一些新鲜的水果、蔬菜及优质蛋白，比如肉类、鱼、虾等。建议多吃水分充足的水果，尤其是在产后早期，这样有利于促进乳汁分泌和预防便秘。食用富含蛋白质和铁的食物，有利于子宫恢复。

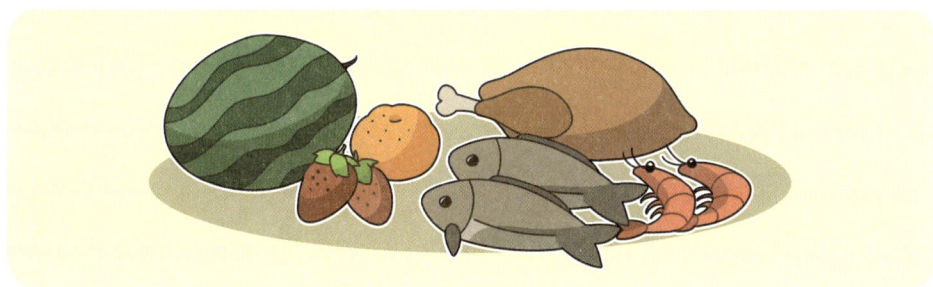

产后推荐食物

月子期间不可减肥，产后6周可根据自身情况酌情开始采用均衡饮食和适度增加运动以控制体重；产后2个月可以适当减重；产后4个月可以加大减肥力度；产后6个月是减肥的关键期，但前提是合理摄入充分的营养。

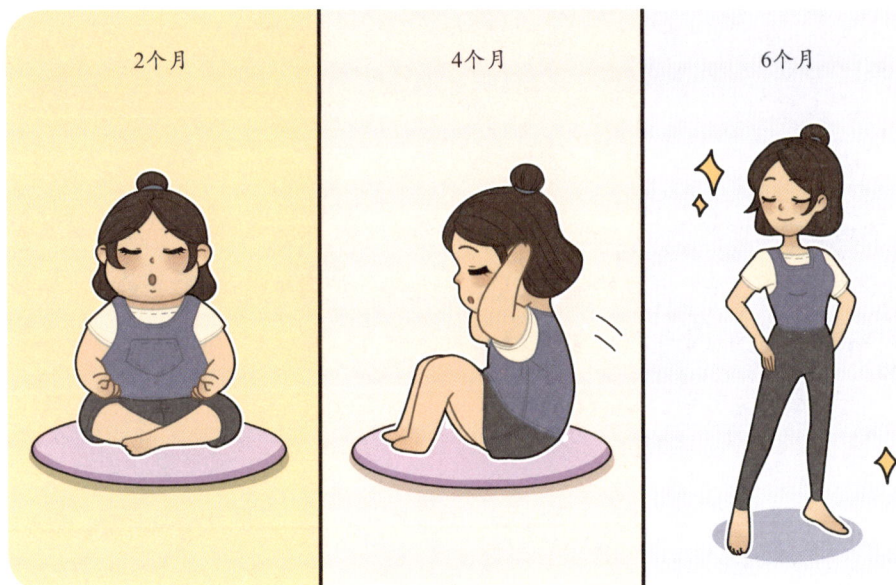

2个月　4个月　6个月

产后减肥进程

（二）定时解小便

因为分娩的过程会对膀胱产生压迫刺激，有的产妇生完孩子之后膀胱暂时麻痹，感觉不到尿意，甚至不会解小便了。所以建议新妈妈们产后要定时解小便，比如一两个小时一次，而不是等到尿急了才去。产后及时排空膀胱也有利于子宫的恢复。

（三）注意清洁

产后由于恶露的排出，尤其要注意保持会阴部位的清洁，否则可能发生感染。建议每天用清水或淡碘伏水清洗会阴，以降低生殖道感染风险。推荐淋浴或坐浴，若是选择盆中坐浴，只要盆和水是清洁的，新妈妈们的免疫功能是正常的，就不必过分担心细菌经阴道上行引起感染。

（四）保持愉悦的心情

由于产后生理变化和角色的转变，新妈妈们在产褥期容易产生较大的情绪波动和心理障碍，严重者可能发生产后抑郁。因此，新妈妈们应始终保持愉悦的心情，学会自我调节，积极适应角色的变化，并及时向家人或专业人士寻求帮助，以缓解身体和心理上的压力。

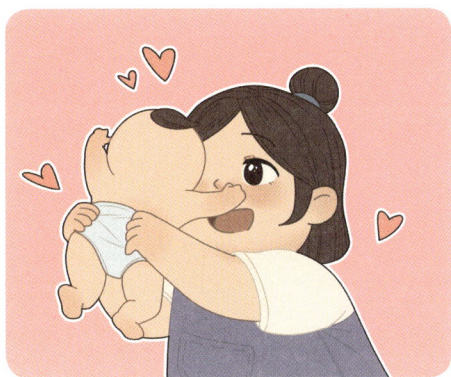

产后保持愉悦心情

（五）劳逸结合

家里的老人可能会告诉新妈妈们坐月子不能下床哦！这话是万万听不得的。因为长期卧床不仅会增加患血栓的风险，还会造成肥胖。另外，还有一部分新妈妈可能会出现一些负面情绪。我们可以通过增加一些走动和其他低强度的运动，如腹式呼吸等，来调整心情。不过，一定要量力而行，不能过度运动，以免加重恢复期的身体负担。

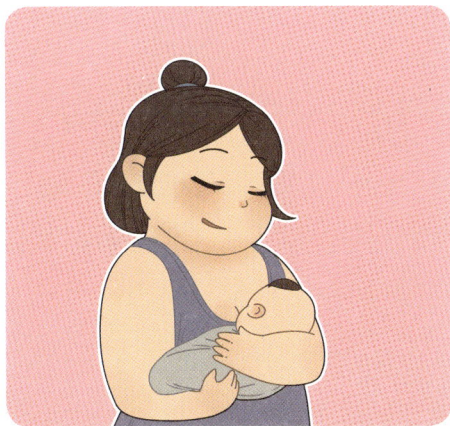

母乳喂养

二、产后母乳喂养

很多新妈妈担心母乳喂养会让自己变胖，这一点新妈妈们不用担心，因为正确科学的母乳喂养不仅不会让你变胖，还有利于新妈妈们分娩后身体和子宫的恢复。宝宝的有效吸吮，能够使子宫迅速收缩，加快子宫恢复，减少产后子宫出血，进而降低感染的风险。同时母乳是婴儿成长最安全、最方便且营养最全面的天然食物，它含有婴儿成长需要的所有营养和抗体。特别是母乳中含有50%的脂肪，除了供给宝宝身体热量之外，还满足宝宝脑部发育所需的脂肪和矿物质。母乳中丰富的钙和磷可以使宝宝长得又高又壮，免疫球蛋白可以有效预防宝宝感染及慢性病的发生。除此之外，哺喂母乳时与宝宝的亲密接触和情感交流，可刺激宝宝脑部及心智发育。所以母乳喂养是新妈妈们产后恢复和促进宝宝身心发育的一大宝物，可要好好利用哦。

三、产后常见病症

（一）产后子宫复旧不良

1. 妊娠期子宫的变化

怀胎十月期间，子宫从原来的拳头般大小（重50～70克，容量约5毫升）像吹气球一样逐渐增大、变软。足月时子宫已如西瓜般大小（重约1100克，容量可达5000毫升）。妊娠达12周时，增大的子宫超出盆腔，可出现不规律、无痛性的生理性收缩。

2. 产后子宫复旧

子宫复旧周期为6周左右，这一时间段也常被称为"产褥期"。子宫复旧主要包括以下三个方面。

（1）子宫底的下降，子宫大小的恢复。

胎盘娩出后，子宫形态、功能尚未恢复。宫体呈圆形，质地较硬，宫底位于平脐或脐下一指，在腹部用手可以摸到很硬并呈球形的子宫体。产后10天，子宫下降至骨盆腔内，腹部检查时已经触不到宫底。直至产后42天，产褥期结束，子宫恢复到非孕时的状态。

（2）子宫颈的恢复。

胎盘娩出后，宫颈外口未恢复，呈环状，大小如袖口；产后4周，宫颈恢复至孕前的形态。

（3）子宫内膜再生修复。

胎儿娩出后，胎盘、胎膜从蜕膜海绵层分离并娩出后，遗留的蜕膜分为两层：表层和深层。表层发生变性、坏死、脱落，形成恶露的一部分从阴道排出；深层即接近肌层的子宫内膜基底层逐渐再生成新的功能层，内膜缓慢修复，除胎盘附着部位外，宫腔表面均由新生内膜覆盖。产后6周，胎盘附着部位的修复完成。

3. 哪些因素会影响子宫复旧

如果子宫在复旧期间受产后出血、盆腔感染、子宫肌瘤、多次妊娠、喂养方式不当、胎盘滞留等因素影响，子宫体肌纤维将不能按时缩复，子宫内膜修复困难，子宫复旧时间相应延长。

4. 如何诊断子宫复旧不良

（1）症状。

宫底：子宫于产后第一天宫底略上升至脐平，以后每天下降约1～2厘米，如每日宫底下降不足1厘米，可诊断为子宫复旧不良。

恶露：产后恶露的颜色会从鲜红、暗红到淡红，最后无色，大约需要4～6周。如果恶露增多，或血性恶露持续时间明显延长，甚至伴有恶臭，便可诊断为子宫复旧不良。

（2）妇科检查。

通常可见陈旧性血液或血块自宫颈流出，子宫体积偏大、质软，有轻度压痛。

（3）辅助检查。

B超检查时可提示子宫体偏大、宫腔积液、宫腔异常回声或回声不均、宫腔线闭合不全。

5. 子宫复旧不良有什么后果

子宫复旧不良时，血性恶露持续时间会延长并伴有恶臭，或出现间歇性血性恶露淋漓不尽、宫底高度下降迟缓等症状。产后子宫复旧不良可能导致各种产后疾病，如晚期产后出血、产褥感染、子宫内膜炎等，还可能导致大出血休克、败血症、子宫切除等严重后果。

（二）哺乳期乳房问题

母乳是婴儿最安全、最全面的天然食物。母乳含50%的脂肪，能供给宝宝身体热量，满足宝宝脑部发育所需（脑部60%由脂肪构成）；母乳中丰富的免疫活性细胞和多种免疫球蛋白可以有效预防婴儿感染及慢性病的发生；母乳可改善粪便的pH值和小肠的菌群，抑制肠道病菌增生和帮助消化。除此之外，母乳喂养还可促进子宫收缩，有助于产后康复。哺乳妈妈的乳房可能会出现以下四个方面的问题。

1. 乳汁分泌不足

（1）主要原因。

精神方面的因素；产妇自身内分泌及饮食结构的改变；哺乳技巧及喂养知识掌握的程度；选择了影响泌乳的分娩方式；乳头凹陷等。

（2）表现。

新生儿吮吸时未出现连续的吞咽声；新生儿有哭闹、觅食等动作；新生儿无法长时间睡眠；新生儿大便次数少；产妇在两次哺乳间无奶胀感等。

2. 生理性乳涨

（1）主要原因。

产后激素水平变化导致腺体增生，腺泡潴留，乳管扩张；产后3天左右乳房供血增加，乳量明显提升，导致淋巴潴留；静脉充盈及间质水肿，乳腺导管不畅及乳房水肿。

（2）表现。

乳房轻微发热，严重时肿胀及腋下，导致手臂无法伸展、垂落，整个乳房摸上去像一块完整的有厚度、有弹性的囊性肿块；乳房、乳晕涨硬导致乳头变平坦，新生儿含接乳头困难，从而导致乳汁排出不畅。

3. 哺乳期乳腺炎

（1）概念。

哺乳期乳腺炎是一种乳腺的炎性疾病，可发生于哺乳期的任何阶段，是由乳汁淤积引发的乳腺炎症反应，伴或不伴有细菌感染。

（2）危险因素。

任何造成乳汁淤积和乳房感染的因素都是可能诱发哺乳期乳腺炎的危险因素。例如，乳头皲裂、乳房外伤、乳汁过多、哺乳时间过长、既往乳腺炎等因素。

（3）临床表现。

乳房肿痛，形成硬结，乳房皮肤可出现红肿热痛，全身症状包括发热、畏寒、全身出汗、头晕、乏力等。

（4）分型：乳汁淤积型、急性炎症型和乳腺脓肿。

乳汁淤积型。乳房局部肿胀、疼痛，形成硬结，但无皮肤红斑、温度升高、畏寒、发热等炎症表现，血常规中白细胞数和中性粒细胞比例不高。

急性炎症型。乳房局部肿胀、疼痛，形成硬结，且在排除全身其他系统感染的前提下，出现以下任意一种情况即可诊断：局部红斑形成，伴或不伴皮温升高；体温≥37.3℃；出现全身炎性反应表现，如寒战、头痛，类似流感样全身酸痛等全身不适感；血常规中白细胞总数或中性粒细胞数升高。

乳腺脓肿。急性炎症型乳腺炎若未及时治疗或治疗不恰当，则会发展成脓肿。病变部位皮肤红肿，可扪及肿块，触诊时有波动感，有明显压痛。

4. 乳头皲裂

乳头的皮肤十分脆弱，哺乳时，如果新生儿吮吸方法不正确，或是哺乳妈妈在清洁乳房时使用肥皂等刺激物，都可能会导致乳头皲裂。

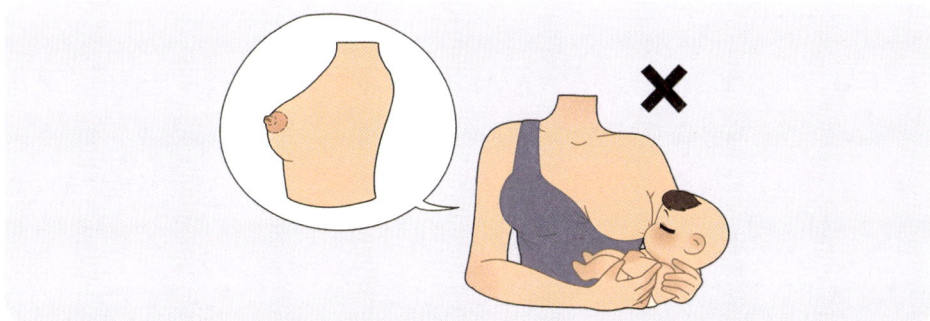

错误的哺乳方式

（三）产后尿潴留

很多产妇经过了辛苦的十月怀胎和艰难的生产过程，却又被"尿"所困：除了尿失禁，还有产后尿潴留。

1. 什么是尿潴留

通俗地讲，有些产妇生完孩子后第一次排尿就排不出来，这就是产后尿潴留。一般来说，新妈妈们在顺产后4～6小时内就可以自己解小便了。但如果在分娩6～8小时后甚至在月子中，仍然不能正常地将尿液排出，并且膀胱还有胀胀的感觉，那么可能已经患上尿潴留了。

2. 为何会发生产后尿潴留

（1）产程延长。

由于胎儿头部持续压迫，盆底神经及肌肉拉伸，进而使盆底肌肉、阴部及盆腔神经受损，导致排尿反射在盆腔神经和副交感神经的传入途径受到损害，影响膀胱收缩和扩张能力。有研究表明，产程时间延长可能会导致永久性的逼尿肌损伤。在产程中没有及时排尿，膀胱和尿道受胎先露压迫过久，导致膀胱、尿道黏膜充血水肿，也是导致产后尿潴留的因素。

（2）分娩镇痛。

硬膜外麻醉和其他形式的区域麻醉阻断神经信号的输入，可引起传入脊髓和脑桥排尿中枢的信号暂时中断，并抑制感官刺激，影响正常的排尿反射；同时也可降低膀胱收缩能力，进一步加重尿潴留。

（3）器械助产。

器械助产术可能会造成盆腔神经、阴部神经、骨盆肌肉和肛门括约肌、尿道括约肌的损伤，导致自主排尿反射障碍。器械助产术导致的生殖道及相邻器官的水肿或血肿也可引起机械性梗阻，甚至直接损伤膀胱或尿道，从而引起排尿功能障碍。局部伤口的疼痛也可引起尿道活动过度，进而导致尿道功能性梗阻。上述因素均增加了产后尿潴留的发病率。

（4）腹壁松弛。

由于妊娠时腹壁持久扩张，产后发生松弛，腹压下降，无力排尿。

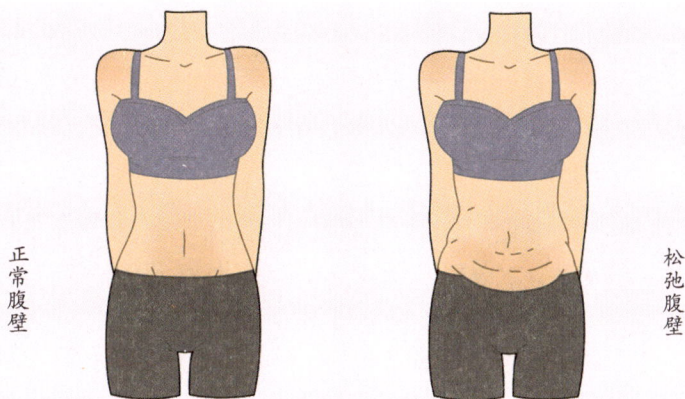

正常腹壁和松弛腹壁

（5）心理因素。

因为害怕疼痛而不敢用力排尿，导致尿潴留。

（四）产后腹直肌分离

常言说，"十月怀胎，一朝分娩"。产后新妈妈们的A4腰还好吗？要知道，产后的大肚腩收不回去，除了大量的脂肪堆积以外，还可能与腹直肌分离有关哦。

1. 什么是腹直肌分离

在孕晚期，增大的子宫会将腹直肌拉长，使两条腹直肌从腹白线的位置分开，这种现象被称为腹直肌分离。

2. 如何诊断腹直肌分离

妊娠期腹直肌可发生生理性分离，其分离距离较小，产后可自行恢复；当分离距离过大时，即为病理性腹直肌分离。临床上通过判断左右侧腹直肌之间的距离来诊断。常用测量方式包括手测法、尺测法以及B超法。但目前缺乏统一的诊断标准。常用的标准有：触诊确定脐水平线与两侧腹直肌的内侧缘的交点，使用软尺测量两点之间的距离，两点之间距离＞2厘米（2.5厘米）者，或者指测宽度大于两指的，即诊断为腹直肌分离。

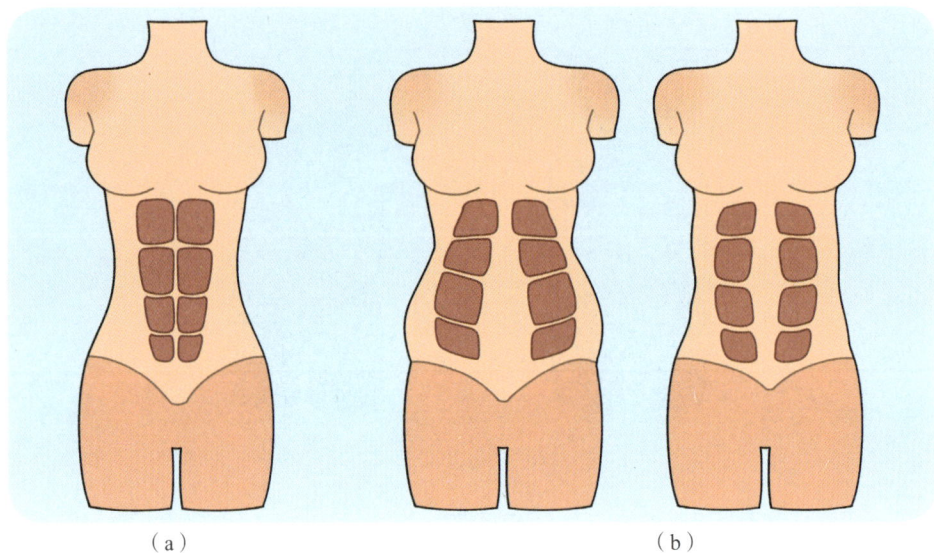

（a）　　　　　　　　　　　　（b）

正常腹直肌（a）和腹直肌分离（b）

3. 为什么会发生腹直肌分离

妊娠期女性体内激素变化使结缔组织弹性改变，以利于胎儿发育及分娩。随着胎儿逐渐增大，腹白线拉伸并变得薄弱，腹直肌松垮，间距增大，从而产生腹直肌的分离。

4. 哪类女性易发生腹直肌分离

研究表明，身材纤瘦、多胎、多产、高龄产、肌肉张力低下、脊柱前凸的女性易患腹直肌分离；第一次妊娠时发生腹直肌分离的女性在第二次妊娠时发生腹直肌分离的概率明显增加；有过脐疝、腹壁疝和不稳定骨盆病史的女性在妊娠时也易发生腹直肌分离。

5. 如何预防腹直肌分离的发生

孕前及孕期有意识地进行自主训练有助于降低腹直肌分离的发生概率。每日在家自行做站姿收腹、跪姿收腹、跪姿伸腿、仰卧抬腿、仰卧蹬腿、平板支撑等动作，从而加强腹壁的肌肉力量。

6. 如何自查是否有腹直肌分离

①仰卧，两腿弯曲，露出腹部；左手在头后支撑，右手食指和中指垂直探入腹部，肚脐下2～3厘米，身体放松。

②然后将上身抬起，感觉两侧腹肌是否向中间挤压手指。

③如果感觉不到挤压，表明腹直肌分离距离较大，那么就把手指向两边挪动，直到找到紧张的肌肉，测量两侧肌肉间的距离。

（五）产后腰背痛

分娩后，本以为可以一身轻松，但随之而来的产后腰背疼痛又给很多新妈妈带来了痛苦。实际上，腰背部疼痛是从孕期就开始的，大约有50%的准妈妈会受到腰背痛的困扰。

1. 产后腰背痛是怎么回事

产后腰背痛是已生育女性中比较常见的现象，定义为肋缘以下、臀褶以上部位的疼痛，合并或不合并下肢痛。但一般产后一个月后会逐渐消失。倘若产后新妈妈腰背痛未见减轻，持续时间较长（超过12周），就发展为慢性腰背痛了。

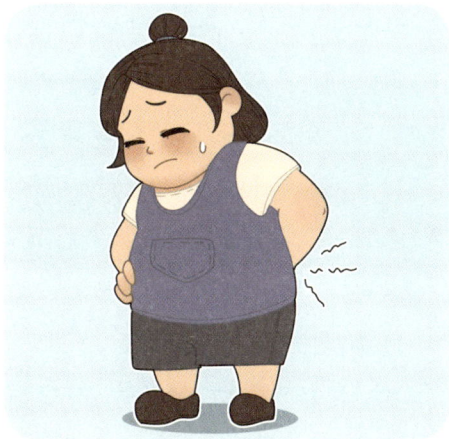

产后腰背痛

2. 产后腰背痛的原因

①生理性缺钙。孕妈妈们常规的饮食不能满足自身和胎儿的钙需要量。分娩以后，很多新妈妈坚持母乳喂养，钙流失非常严重，容易引起腰背痛。

②孕期体重增加。为了适应不断增加的体重，以及逐渐隆起的腹部，准妈妈们的脊柱会发生生理性弯曲，腰部向前凸，造成腰部的负荷过大。

③肌肉、韧带松弛。妊娠产生的松弛素导致连接关节的韧带松弛，造成关节的稳定性下降，比如骶髂关节。

④剖宫产。剖宫产手术导致分泌大量炎性致痛物质，使中枢神经系统对疼痛刺激更加敏感。

⑤产后子宫复旧不良或子宫脱垂。

⑥产后不慎受湿寒侵袭。

⑦过度劳累。产后经常弯腰照料宝宝，如洗澡、穿衣、换尿布等，腰部肌肉不堪重负，容易造成腰肌劳损而疼痛。

⑧哺乳姿势不当。

⑨产后过早穿高跟鞋。

⑩旧患。产前已有骨骼、肾脏、妇科等方面疾病的腰痛者，产后可能会加重。

⑪产后腹直肌分离。

3. 如何防治产后腰背痛

①从孕期开始，坚持均衡合理的饮食，避免体重增加过快，增加腰部的负担。

②产前、产后注意体位。坐着的时候，腰部尽量挺直；走路要昂首挺胸；睡眠时，可采取侧卧，左右侧经常调换。

③孕期可在医生及孕产行为康复师、瑜伽老师指导下，适当做一些预防腰痛的瑜伽体式及呼吸康复练习；产后两周开始做加强腹肌和腰肌的运动，增强腰椎的稳定性。

④不要长时间弯腰或站立。

⑤选择轻便、柔软的鞋子，不穿高跟鞋。

⑥适当补钙。

⑦给宝宝喂奶时，尽量寻求轻松、舒适的姿势，不要让背部有拉紧感或者压迫感。

⑧如果有产后腹直肌分离，应及时进行腹直肌治疗，可以改善腰背部肌肉的劳损，减轻腰背部疼痛。如果感到腰部不适，可按摩、热敷不适处或洗热水澡以促进血液循环。

（六）产后耻骨联合分离

同样是怀孕生孩子，有人轻轻松松搞定，有人则是状况连连，各种麻烦接踵而至，其中之一就是耻骨联合分离导致的耻骨联合疼痛。耻骨联合疼痛严重者，连走路都可能成问题。

1. 什么是耻骨联合分离

耻骨联合分离是指骨盆前方两侧耻骨纤维软骨联合处因外力而发生微小的错移，是耻骨联合距离增宽或上下错动而出现局部疼痛和下肢抬举困难等功能障碍的软组织损伤性疾病，也称耻骨联合错缝。正常情况下耻骨联合间隙为4~5毫米，可允许0.5~1毫米的移动。孕期随着激素水平的变化，此间隙可在原有基础上增宽2~3毫米。轻度的间隙增宽有利于分娩，然而间隙超过10毫米时，通常会出现一系列临床症状。

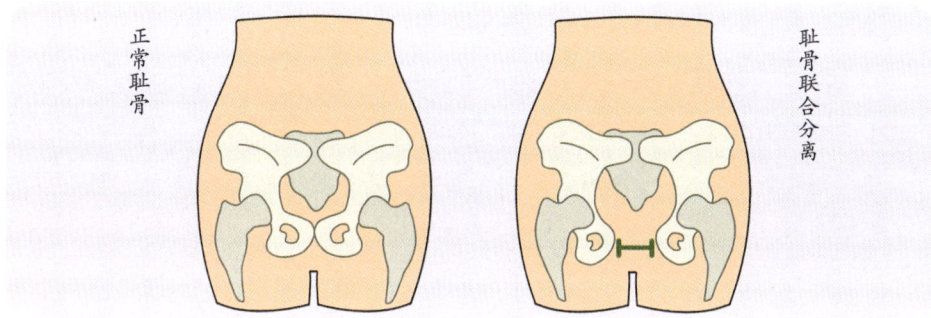

正常耻骨和耻骨联合分离

2. 耻骨联合分离常见吗

围产期耻骨联合分离发病率为1/30000~1/300。统计显示，约31.7%的孕产妇遭遇过耻骨联合处疼痛或不适，其中孕早期发生率约为12%，孕中期发生率约为34%，孕晚期发生率高达52%。

3. 耻骨联合分离有哪些症状

如果患了耻骨联合分离症，一般会感到耻骨联合处疼痛，而且有明显的压痛感。单侧下肢不能负重，行走无力；双下肢抬举困难，腰臀部酸痛。症状严重者，双下肢外展与起坐也发生困难，甚至不能行走。

4. 如何诊断耻骨联合分离

本病目前无确切的诊断标准。主要依据如下：

①耻骨联合区域疼痛，在负重、登高、远行时疼痛感加重。

②行走时重心移动缓慢，影响步行速度，步态呈鸭步。

③部分患者会出现腰背部、腹股沟区疼痛。

④骨盆挤压或分离试验阳性[①]，产前超声检查显示耻骨联合宽度≥10毫米，产后超声或骨盆X线检查显示耻骨联合宽度≥10毫米。

5. 为什么会发生耻骨联合分离

①耻骨联合关节的薄弱是该病的根本原因。

②妊娠期孕酮水平升高及松弛素的作用会使耻骨联合关节发生松弛。

③创伤性产钳、第二产程快速下降的胎头、头盆不称、多胎、巨大儿、胎位不正及先前骨盆受伤导致股骨的过度外展。

6. 如何预防耻骨联合分离的发生

①孕期均衡饮食，控制胎儿体重，可以降低巨大儿的发生率。

②孕期避免过久站立，避免抬举和推重物，避免单腿站立。

③孕期穿好骨盆带，增加骨盆支持力。

④孕期进行盆底肌及呼吸训练，包括骨盆倾斜矫正练习，可以增强盆底和骨盆肌肉力量。

⑤产时防止宫缩过强及胎头下降过快。

⑥助产人员在接产时避免用力压迫产妇两侧大腿，同时避免大腿过度外展。

⑦对胎头较大，有一定难度的阴道助产不可采用暴力操作。

---

① 骨盆挤压或分离试验阳性是临床用于评估骨盆稳定性及相关操作的重要体征。骨盆挤压试验：患者仰卧，检查者双手置于两侧髂嵴，向中线方向施加均匀压力。骨盆分离试验：患者仰卧，检查者双手分别置于两侧髂前上棘，向两侧外上方推压。

（七）产后压力性尿失禁

1. 什么是产后压力性尿失禁

产后压力性尿失禁是指育龄妇女由于妊娠或分娩所诱发的漏尿现象，与妊娠分娩所致的泌尿生殖器官脱垂以及盆底肌受损有关。产后压力性尿失禁是产后高发病。妊娠和产后早期压力性尿失禁严重影响了妇女产后的生活质量，对远期盆底功能障碍性疾病有很强的预警性。

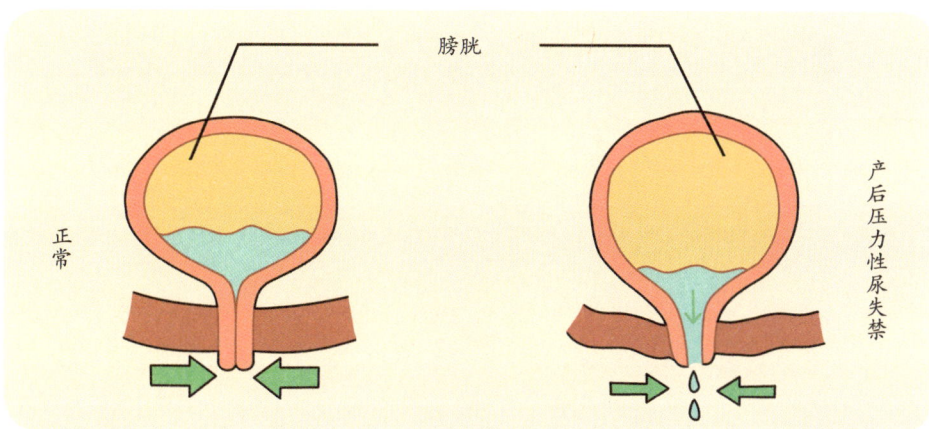

正常膀胱和产后压力性尿失禁时的膀胱

2. 产后压力性尿失禁发生的原因

1961年，Enhorning提出压力性尿失禁发病机制的压力传导理论，认为当妊娠和分娩导致盆底组织松弛或者尿道支持结构损伤时，膀胱底部和近端尿道位置向下移位，达到或超过耻骨联合下缘，当腹压突然增加时，增加的压力只能作用于膀胱而不能传递到近端尿道，使膀胱内压大于尿道闭合压，从而导致腹压增高时发生漏尿。1992年，Delancey提出吊床理论，该理论将支持女性尿道和膀胱颈的盆筋膜腱弓和肛提肌比作吊床，妊娠和分娩可能破坏吊床的支持结构，即肛提肌、韧带或筋膜损伤，使尿道不能正常闭合，即周围的盆底支持组织失去对腹压的抵抗力，导致产后压力性尿失禁的发生。

3. 如何预防产后压力性尿失禁

①孕前禁止吸烟。吸烟容易引发咳嗽，增加腹压及膀胱内压，进而导致尿失禁，因此孕前一定要戒烟。

②年龄是导致压力性尿失禁发生的独立危险因素。孕妈妈们年龄越大，越容易发生尿失禁。

③过度饮食易导致体重超标，过多的脂肪组织会对盆底支持组织造成长期挤压。建议孕期不要过度饮食。

④做好产前保健，正确处理分娩。子宫口开全前不要过早地用力。

⑤会阴侧切或有裂伤时，要配合医生及时修补。

⑥产后避免过早负重。产后做呼吸康复练习及凯格尔运动，促进盆底组织的修复。

⑦产后42天复查时，建议进行盆底功能筛查，并在医生及治疗师指导下进行盆底肌训练。

（八）产后盆腔器官脱垂

产后一些新妈妈总感觉有腰酸和下坠感，有时觉得阴道内有球状的东西脱出来，这就是产后盆腔器官脱垂的症状。这到底是怎么回事？有什么办法可以避免这种情况发生吗？

1. 什么是产后盆腔器官脱垂

盆腔器官脱垂是指由盆底支持结构（盆底肌肉、筋膜以及韧带等）缺陷或松弛而引起的盆腔器官下降或移位导致的器官位置及功能异常。主要

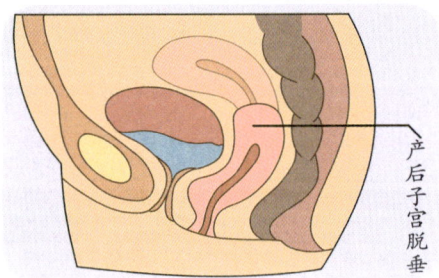

产后子宫脱垂

包括子宫脱垂和阴道前、后壁脱垂等。最常见的症状是阴道口脱出块状物，通常会伴有腰部疼痛、下腹坠胀等不适症状，平卧位时症状可减轻。

2. 产后盆腔器官脱垂的原因

①急产。分娩时如果盆底组织和阴道肌肉还没有来得及扩张，就被胎头压迫并撕裂，且没有及时修补，分娩后子宫或阴道壁很难恢复至正常。

②滞产。由于胎头对阴道及盆底组织的压迫时间过久，使组织缺血受损，受损盆底组织无法支持盆腔器官，就容易造成脱垂。

③分娩时用力不当。有的产妇宫口尚未开全，就过早屏气、使劲，尤其在急产、难产时容易出现这种情况。

④未做好会阴保护。分娩时未能很好地保护会阴，产后又未能及时修复，导致子宫的支持组织松弛或断裂，从而导致子宫或阴道壁脱垂。

⑤其他。产后长期便秘、咳嗽；持续下蹲动作；产后过早、过重负重，使腹压增加，也有可能引起脱垂。

3. 如何预防产后盆腔器官脱垂

①避免长时间使用束腹带。月子期间使用束腹带，升高的腹压会使得尚未复原的盆底肌肉更集中地向下推，进而增加产后漏尿、脱垂的概率及严重程度，因此，要避免长时间使用束腹带。

②产后母乳喂养。婴儿的吮吸刺激，会反射性地引起子宫收缩，帮助盆腔各韧带复原，能有效预防产后盆腔器官脱垂。

③刺激乳头帮助子宫收缩。刺激乳头会产生子宫收缩，帮助子宫恢复。新妈妈们除了常规喂奶之外，还可通过按摩乳房或热敷乳房的方式刺激乳头，促进子宫收缩。

④勤做运动。建议产后及时完成盆底功能检查，遵照医嘱练习盆底肌（阴道及肛门四周肌肉的收缩、放松练习），可有效预防产后漏尿及盆腔器官脱垂。

⑤注意姿势，避免久蹲。分娩后，新妈妈们盆底肌肉的恢复大约需要3个月的时间。因此，在这3个月内，新妈妈们做事情时最好选择坐位或站位，应尽量避免久蹲的姿势，以防盆腔器官脱垂。

⑥保持排便顺畅。产后新妈妈们要保持大便通畅，尽量避免便秘的发生。如有便秘现象，可早晚服用蜂蜜或益生菌，以润肠通便，绝对禁止排便时过分用力。

温馨提示：盆腔器官脱垂与孕期、分娩和产后调养有着密切关系，除了要做好孕期保健，在分娩时也要与医生密切配合，才能降低产后盆腔器官脱垂的发生概率。

（九）产后便秘

1. 什么情况才是产后便秘

正常经阴道分娩的新妈妈们通常于产后24小时左右恢复排便功能，而行剖宫产的新妈妈们产后一般于48～72小时排便。自然分娩的新妈妈们如果产后3天内，剖宫产的新妈妈们在术后6天内不能排便，便称为产后排便困难。

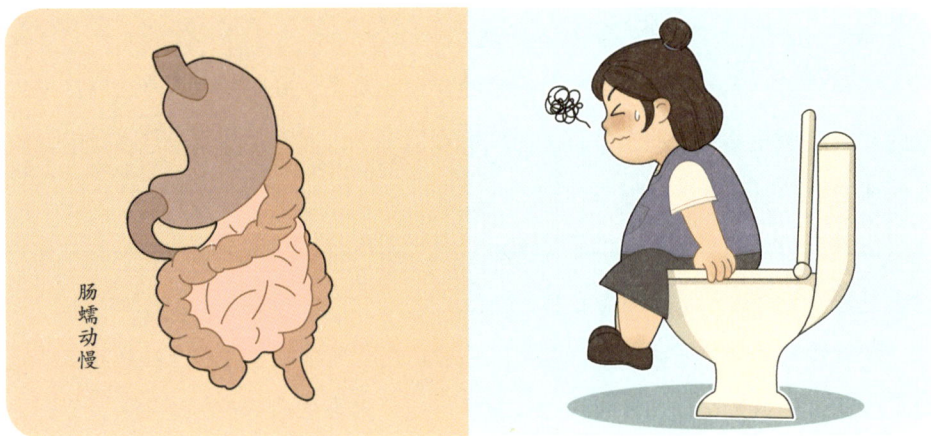

肠蠕动慢

产后便秘

2. 产后便秘的原因

①产后头几天活动明显减少，常常卧床休息，影响肠蠕动。

②会阴侧切会引起会阴部疼痛，排便时不敢用力。

③产褥期胃肠功能减弱，肠蠕动慢，肠内容物停留时间长，水分被吸收造成大便干结。

④产后饮食多以汤水为主，往往缺乏膳食纤维食物（尤其缺少粗纤维），减

少了对消化道的刺激，也使肠蠕动减弱，影响排便。

（十）产后妊娠纹

女人天生爱美，恨不得时时刻刻都很漂亮，而且要一直靓下去，甚至连孕期都不放过。可是由于孕期身体发生的各种变化，某些部位的外观也可能会随之变化，如孕期60%～90%的女性都会出现妊娠纹。

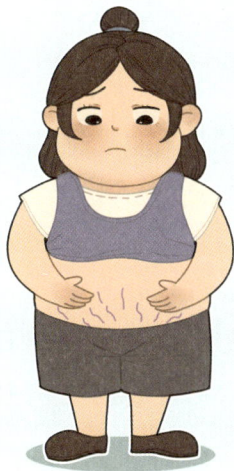

妊娠纹

1. 什么是妊娠纹

妊娠期间随着肚子不断胀大，皮肤的真皮层受张力过大或持续时间过长，胶原纤维和弹性纤维遭到破坏，导致真皮层断裂，出现妊娠纹。另外，由于孕妈妈们体内激素水平的影响，弹力纤维和胶原蛋白减少，也容易促使妊娠纹的产生。

2. 什么情况下妊娠纹比较容易出现

年龄越小、有家族妊娠纹史、孕前体重越高、孕期体重增加越多的孕妈妈，发生妊娠纹的风险越高。前两个因素很多人已经无法控制了，那就只能从后两个因素着手。也就是说，如果想预防或减少妊娠纹的发生，控制体重才是最关键的，要尽量避免孕期体重过多、过快地增长。

（十一）产后抑郁

还在以为产后抑郁离我们很遥远吗？现如今，因产后抑郁而自残甚至自杀、伤婴的新闻已不罕见。让一个新妈妈被迫离开甚至伤害自己的孩子，听上去简直像天方夜谭，但是在现实生活中，不知道有多少产后妈妈还是没有办法摆脱产后抑郁的困扰。

1. 产后抑郁有哪些症状

焦躁不安、绝望、不堪重负、负罪感、无法自控地哭泣、没有精力或动力、难以集中注意力、不能作出决定、自残、有自杀的想法等。症状比较明显的包括：失去对周围事物的兴趣、隔绝家庭和社会关系、厌烦孩子、感觉跟孩子陌生、觉得没有自我价值、对能否当好母亲产生怀疑、无法面对工作与家庭生活的压力。

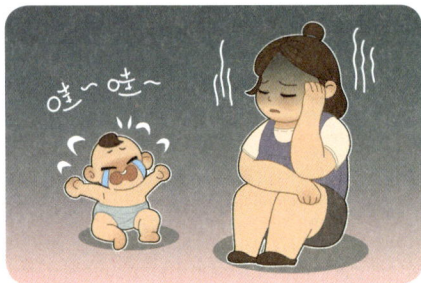

产后抑郁

2. 如何面对产后抑郁

作为产后抑郁症患者的家人、朋友，要对患者多一些理解，在实际生活中以及心理上多给予帮助，让她们感受到被爱、被支持，这对产后抑郁症患者有着非常积极的作用。

产后抑郁并不可耻，应当积极应对。有位妈妈曾诉说产后抑郁让她觉得羞耻："同样都是生孩子，为什么别人那么高兴，我却一点高兴不起来？看着自己的孩子还时不时流泪，我是个差劲的母亲吗？"这种心态，是把自己的产后抑郁当成了一种"过错"。产后抑郁不是矫情，当发现自己产后抑郁了，应当积极寻求帮助。要知道，如果不积极应对产后抑郁，会产生严重的后果。

四、产后康复练习

产后康复练习的注意事项：

产后练习切记要温和，避免产生任何紧张与疼痛感。新妈妈们如果处于某种疾病的治疗过程中，需及时咨询医生。

子宫、膀胱、肠道严重脱垂的新妈妈，不建议做仰卧位的感知训练。可在骨盆下方垫上厚的毛毯或抱枕，双膝屈曲呈90°放在椅子上。

（一）产褥期练习

产褥期是指胎儿、胎盘娩出后，产妇身体、生殖器官和心理方面调适复原的一段时间，需要6~8周，即42~56天。在这段时间内，特别是产后早期的15天内，以静心休养为主，只做关节的舒缓运动。推荐练习腹式呼吸，促进全身器官（尤其是生殖器官）的快速恢复。

1. 踝关节足背屈伸练习

适应证及功效：

适合产后0~14天。激活大腿前侧肌群，帮助产后妈妈下地行走，促进步态稳定。

动作步骤：

仰卧位，双手放于身体两侧，踝关节足背屈（勾脚）发力，随后还原踝关节自然体位，重复练习。

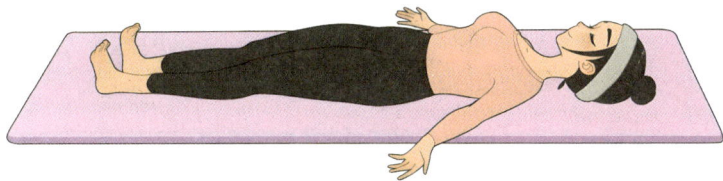

踝关节足背屈伸练习动作

练习时长/频次：

每组10~15次，每天1~3组。

注意事项：

①保持自然呼吸，不憋气，温和进行。

②不做足背伸（绷脚），以免出现抽筋现象。

2. 仰卧位单腿滑行练习

适应证及功效：

适合产后0～14天。平衡身体前、后筋膜链，激活大腿前、后侧肌群，通过关节活动，完成髋与膝、胸腔与肩部运动模式。

动作步骤：

①仰卧位，伸直双腿，右手举过头顶，左手放于身体旁侧。

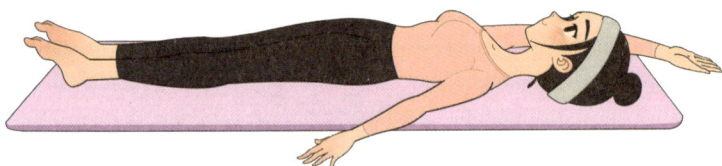

仰卧位单腿滑行练习动作步骤①

②右腿屈髋屈膝，右脚掌贴着地面向臀部滑行，同时右手经前侧还原至身体旁侧，随后伸直右腿，还原右手举过头顶。重复该动作。

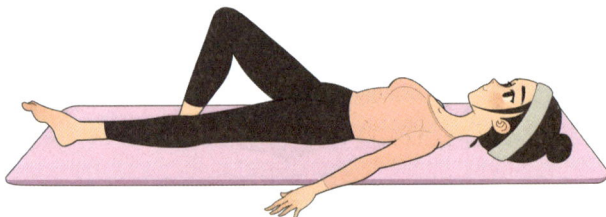

仰卧位单腿滑行练习动作步骤②

练习时长/频次：

单侧腿每组10～15次，每天1～3组。

注意事项：

①动作中保持自然呼吸。

②重复次数可根据产后妈妈自身恢复情况而定。

③滑行过程中，始终保持脚掌贴着地面。

3. 侧卧位肩关节灵活运动练习

适应证及功效：

针对产褥期及哺乳期，改善产后妈妈因哺乳带来的肩颈不适，激活多裂肌，增加肩关节活动度，减少上背部僵硬、疼痛，缓解肩颈疼痛导致的情绪问题和睡眠障碍。

动作步骤：

①左侧卧，双腿之间夹抱枕，保持骨盆中立位；头颈下方垫枕头或折叠毛毯；双臂在胸前伸直，右手掌在左手掌上方，掌心合并。

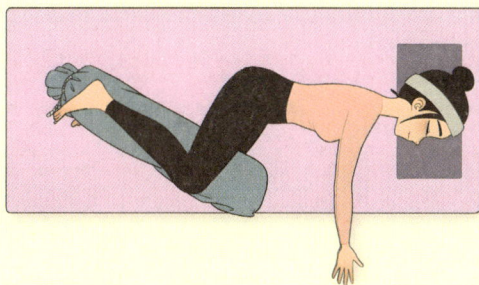

侧卧位肩关节灵活运动练习动作步骤①

②将右手掌贴着左手掌向前方滑动至右手指尖长于左臂，随后轻柔地将右臂带回，右手臂缓慢地前后滑动10～15次；练习中感知两侧肩胛骨的运动方式以及运动轨迹是否有差异；随后请分别觉察头、脊柱、骨盆是否都参与手臂微小的动作中，身体其他部位是否也跟随手臂前后滑动而运动；保持自然柔和的呼吸，动作越慢越好，继续感知当手臂前后滑动时，肩胛骨区域如何跟随运动（注意：手

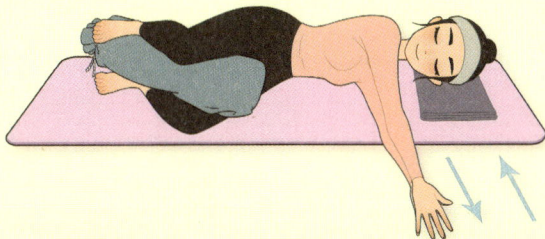

侧卧位肩关节灵活运动练习动作步骤②

肘保持伸直，但肘关节并未用力锁紧）；之后，换右侧肩胛骨往胸前与后背方向前后移动，手臂被动跟随，觉察两种组织身体运动的方式是否存在差异性，比如骨盆、膝盖是否跟随移动。

③将右手臂从水平面向上向后打开，上侧肩胛会内收并靠近脊柱中线，胸腔会展开，随后手臂还原至地面，这时觉察上侧肩胛如何滑动着远离脊柱中线；缓慢重复几组该动作，过程中保持自然呼吸；对比随着动作重复和深入，肩胛靠近和远离脊柱中线是否变得更轻易。

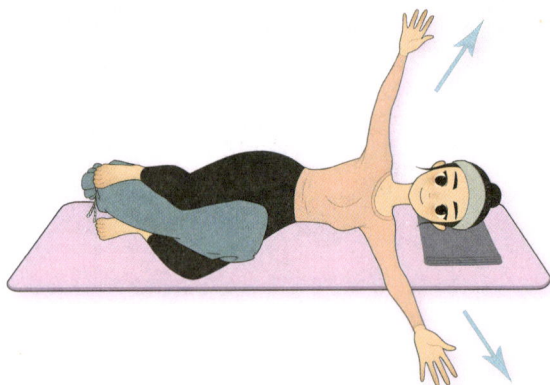

侧卧位肩关节灵活运动练习动作步骤③

④左侧卧练习结束，请平躺下来感知左右两侧肩胛及骨盆区域带来的不同感受，或许会觉察到其中一侧贴合地面更多，同时变得更轻松、舒适；请持续感知身体左右的差异性，这样的觉察练习会给我们的大脑输入新的信息。

⑤请右侧卧，换反侧重复练习。

练习时长/频次：

每组重复10～15次，每天根据个体恢复情况进行2～3次练习。

注意事项：

①保持自然顺畅的呼吸，不憋气，动作轻柔。

②练习过程中始终保持耻骨微微上提，肋骨保持稳定内收，建立合适的腹内压。

4. 坐姿侧伸展练习

适应证及功效：

适合产后2~6周。唤醒僵硬的身体，伸展躯体侧表链，激活肋间肌，帮助改善呼吸模式以及调节情绪。

动作步骤：

①坐于椅子上，脊背挺直，保持骨盆中立位。

②右臂向上伸展，左手扶左侧椅面；躯干向左侧屈，随后身体回正；重复5次动态左侧屈练习，过程中保持自然呼吸；当第6次进入左侧屈时请保持动作，静态停留；随后右臂手肘自然弯曲至后脑勺，借助右手肘持续向左侧伸展，在此停留3~5个呼吸时长（练习熟练后，确保骨盆区域足够稳定，可将左手抬离椅面，扶右侧下肋区域，感知呼吸扩张与收缩运动）。

③还原身体回至正中，自然呼吸几次后进行反侧练习。

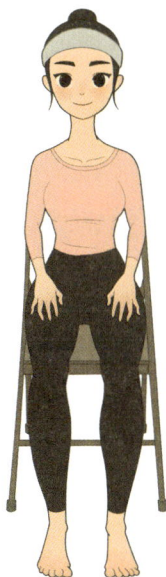

坐姿侧伸展练习动作步骤①　　坐姿侧伸展练习动作步骤②　　坐姿侧伸展练习动作步骤③

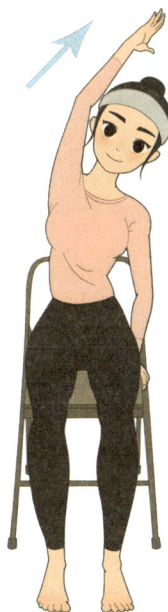

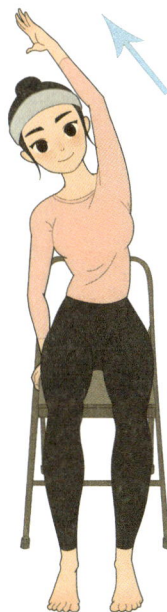

练习时长/频次：

每次3～5分钟，可重复进行2～3次。

注意事项：

①缓慢进行动作，不为完成动作而憋气。

②侧屈时，两侧坐骨不离开椅面，保持骨盆中立位，下侧肩膀注意放松。

③剖宫产伤口未痊愈及疼痛者不做此练习。对于会阴侧切有疼痛的产后妈妈，可以采用仰卧位的体式进行躯干侧屈练习。产后2～6周以仰卧、坐姿练习为主，结合伸展的体式，唤醒身体（拉伸练习可帮助内脏上提）。减少站立练习，避免对盆底肌造成压力。

5. 仰卧位单腿髋部画弧线练习

适应证及功效：

适合产后2～6周。灵活髋关节，缓解腰骶疼痛；松解骨盆带周围肌筋膜，促进骨盆血液循环，灵活胸腔，松解肋间肌、肩带周围肌筋膜，建立良好的呼吸模式。

动作步骤：

参考第三部分助孕瑜伽练习中仰卧位单腿画弧线练习动作步骤。

练习时长/频次：

单侧手和脚顺、逆时针各画5～6次，再换反侧练习。

注意事项：

①会阴侧切有疼痛、耻骨联合疼痛的产后妈妈可不做此练习。

②运动过程中，请感受髋关节、胸腔的灵活度。臀、腿、手臂不过度用力参与。

③有腰椎疾病或疼痛史的产后妈妈，应在腰及骨盆处于放松状态下进行练习；若练习过程中有刺痛感，请减小动作幅度及强度，或退出体式。

6. 四足位肘撑爆破音练习

适应证及功效：

盆底肌是呼气运动的辅助肌肉，需在接收到刺激时做出反射性收缩，尤其是承担闭合功能的快肌纤维。通过此练习，可以有效激活核心肌群，促进盆底肌的收缩与放松。

动作步骤：

①四足跪立，双膝分开与骨盆同宽，大小腿呈90°；肘关节位于同侧肩关节正下方，双手握拳重叠至前额下方，也可在前额下方垫小枕头。

②保持脊柱延展，呈自然曲度；颈部后侧舒展延长，视线看向地面。

③稍用力分别发出"p…t…k"爆破音各5次，同时收缩核心部位；发音时，尝试让尿道口、阴道口、肛门中有一处完成闭合，并有上提感。

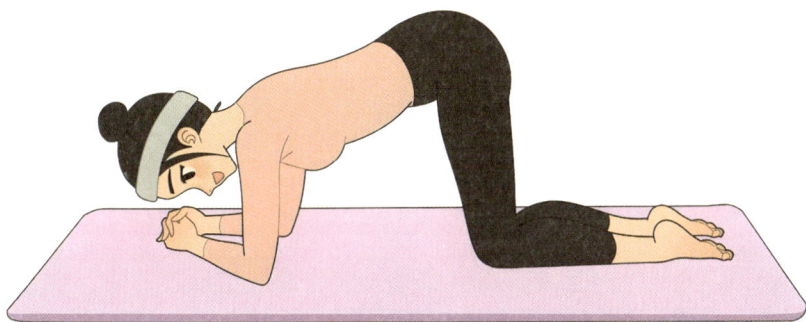

四足位肘撑爆破音练习动作

练习时长/频次：

整个过程重复3~5遍。

注意事项：

①请始终保持对盆底肌的觉知与控制。

②通过主动向腹腔内收缩盆底肌和腹肌的方式来帮助发出爆破音；行剖宫产者应在产后21天后再进行练习。

（二）产后呼吸模式重建与康复

1. 骨盆时钟练习

适应证及功效：

针对产后盆腹动力不协调、盆底肌筋膜紧张、骨盆灵活度欠缺、呼吸短浅且无法下沉至腹腔、盆腔的人群。

动作步骤：

参考第三部分助孕瑜伽练习中的骨盆时钟练习动作步骤。

练习时长/频次：

每组3~5分钟，可重复2~3次；以个体感觉不疲倦为主，自行调整练习的频率和时长。

注意事项：

①产后妈妈及初学者注意练习过程中避免腰部代偿、臀腿肌肉过度参与，动作幅度务必小一点。

②有腰痛史的产后妈妈，骨盆从12点钟方向向6点钟方向移动时，注意腰部放松，不可过于用力，以免导致腰椎曲度过大；全程保持自然呼吸。

2. 口腔、舌肌的练习

适应证及功效：

下颌中枢也属于脑干的中脑，中脑是交感中枢、疼痛中枢、情绪中枢、泌尿中枢等集结处。如下颌过紧，除了会影响呼吸，还易引起交感神经兴奋。口腔与舌肌的练习可帮助产后人群改善呼吸模式，刺激脑部和面部神经，从而减缓大脑萎缩，防止面部神经及肌肉的老化，同时也能促进产后睡眠和与情绪相关问题的改善。

动作步骤：

①采用仰卧位或任意舒适坐姿，让舌肌在口腔内围绕上下牙床缓慢画圈；顺时针画圈10~12次，逆时针画圈10~12次。

②舌肌从下牙内侧正中间开始往左随牙一颗一颗地缓慢移动，然后按此方法再往右侧移动。

③舌肌从下牙床外侧正中间开始往左滑动数牙的数量，再往右数。

④舌肌至上排牙齿练习，同步骤②、③的方式进行。

⑤让舌肌顺时针舔嘴唇10~12次，逆时针舔嘴唇10~12次。想象嘴唇上好像有自己最喜欢吃的奶油蛋糕一样，以缓慢、享受的方式进行练习。

⑥练习结束后，让自己持续保持安静状态，不立即说话。（闭上眼睛感知口腔内空间感是否变大，以及通过感觉练习后口腔、面部出现的舒适、放松感如何持续蔓延至身体其他部位，觉察呼吸模式是不是在不经意间自然发生了质的转变。）

练习时长/频次：

每日练习1~2次，每次10~15分钟。

注意事项：

①练习时动作要缓慢，呼吸要自然轻松；每个步骤结束后要适当放松舌肌，避免过度用力或强迫自己练习，温柔地对待自己。

②练习初期可将前面5个步骤拆分，单独进行练习。

3. 侧卧位胸廓练习

适应证及功效：

增加胸廓灵活性及肋间肌群弹性，改善产后常见的耸肩式呼吸、呼吸模式混乱导致的肩颈疼痛，以及产后盆腹动力学不协调导致的盆底功能障碍。

动作步骤：

①采用屈膝右侧卧位，头下可垫小枕头；右手臂伸直，掌心朝上；左手向上绕过头顶，指尖扶右耳上方区域。

②首先将头缓慢抬起，向躯干左右两侧做弯曲的动作，眼睛看向前方；抬头时，感受从头颅、颈椎、胸腔到肋骨逐节抬起，右侧身体逐步缓慢离开地面，之后返回地面侧卧位；抬起身体时，左侧躯干会收缩变短，右侧会像手风琴一样打开；觉察脊柱如何完成冠状面侧屈的活动，同时感知脊柱的活动度是否会因重复这个抬起和落下的动作而变得更容易。

③重复练习几次后，换反侧练习。

练习时长/频次：

每次5~6次，单侧做2组。

注意事项：

①动作缓慢，并保持自然呼吸，不憋气。

②肩颈自然放松，感受"力"是如何在躯干中逐节传递的。

4. 坐立位脚跟画圈练习

适应证及功效：

缓解髋部的僵硬紧张，释放骨盆带周围肌张力，促进盆腔血液循环；帮助盆底肌群恢复肌肉张力以及膈肌下降和上升的能力，从而促进呼吸下降至腹腔、盆腔。

动作步骤：

参考第四部分孕期瑜伽练习中坐立位脚跟画圈练习动作步骤。

注意事项：

①产后有尾骨疼痛的新妈妈在坐立位练习时臀部下方可垫厚的毛毯。

②有腕管综合征以及坐姿练习时有不适感的产后妈妈，可换成仰卧位进行练习。

5. 无张力腹式呼吸练习

适应证及功效：

调节自主神经，促进内脏正常运转，放松紧张的肌筋膜，增加胸廓活动度，重建呼吸模式，恢复组织弹性和功能，激活内核心；帮助盆腹动力协调、腹直肌修复、腹部形态恢复，同时缓解盆底高张，放松腹壁肌筋膜，促进盆底肌筋膜的运动协调；促进盆腹腔内脏按摩及运转，促进肠道蠕动，增强消化功能，缓解腰背痛和骨盆的疼痛。

动作步骤：

参考第二部分呼吸的练习方法中的腹式呼吸动作步骤。

练习时长/频次：

每组10~20个呼吸，每次10~15分钟，每日可重复。

注意事项：

①呼吸过程中全程保持肌肉组织无张力状态，请勿刻意用力鼓肚子和收肚子。

②胸腔向前、向四周扩张时，不耸肩；感受身体360°柔和的扩张与回弹。

（三）产后盆底肌松弛

1. 长音发音练习

参考第三部分助孕瑜伽练习中的长音发音练习。

2. 呼吸与盆底肌练习

参考第二部分助孕瑜伽练习中的盆底肌感知练习。

3. 四足跪姿骨盆画圈练习

适应证及功效：

放松骨盆，增强骨盆与髋关节灵活性，加强盆底肌在骨盆运动过程中的感知，促进盆底肌康复；同时有效放松下腰区域，缓解疼痛。

动作步骤：

①采用四足跪姿，双膝可宽于骨盆，双脚分开的距离较双膝更窄；双手放于肩膀下方，往前挪动一个手掌距离；保持骨盆中立位。

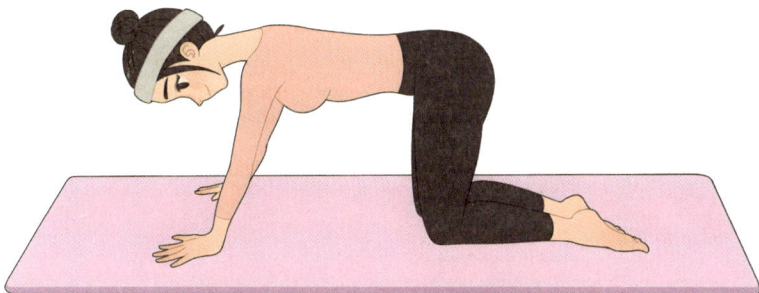

四足跪姿骨盆画圈练习动作步骤①

②尾骨向地面方向轻微卷动，让骨盆带动身体向右、向后移动；臀部会向脚跟靠近，随后再向左、向前顺时针画圈。

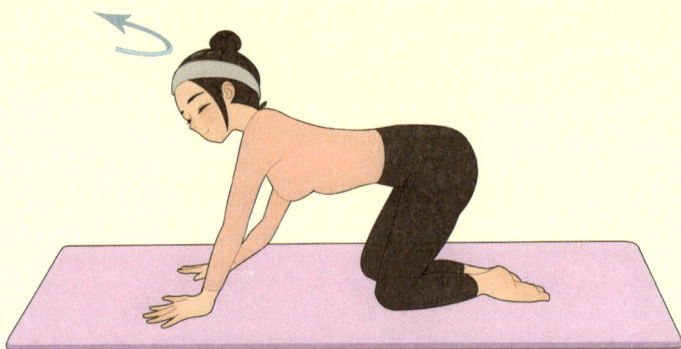

四足跪姿骨盆画圈练习动作步骤②

③重复练习几组后换方向，逆时针以同样的方式进行骨盆画圈；练习过程中觉察下腰区域以及骨盆四周身体组织是如何参与画圈运动的；同时，通过这样简单缓慢的画圈运动，有效缓解骨盆以及下腰区域的紧绷感。

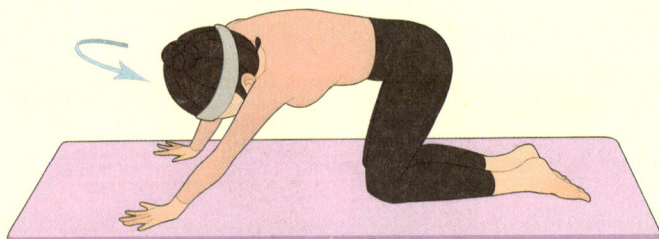

四足跪姿骨盆画圈练习动作步骤③

④画圈运动结束后，返回到婴儿式放松休息。

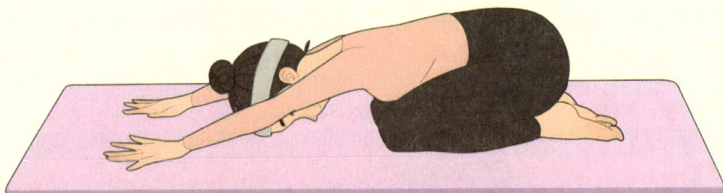

四足跪姿骨盆画圈练习动作步骤④

练习时长/频次：

顺时针、逆时针各做5~8次。

注意事项：

①骨盆主动引领身体画圈，动作缓慢进行。

②随着练习频次增加，感知盆底肌在画圈过程中是如何被动进行放松与收缩的，并觉察左右两侧盆底肌群不同方式的运动。

4. 骨盆矢状面运动盆底肌觉知训练

适应证及功效：

唤醒盆底肌本体觉，可帮助产后妈妈们在不同运动面中增加对盆底肌群的感知力；可重塑其大脑神经系统，促进盆底肌功能恢复。

动作步骤：

①采用仰卧屈膝位，双手放于身体两侧，保持骨盆中立位；自然呼吸，将重心移向下方坐骨与尾骨，尾骨微微向下向后，骨盆至前倾位；躯干前侧会变长，坐骨结节会彼此向两侧分开；觉察盆底肌群是否处于舒张、放松状态。

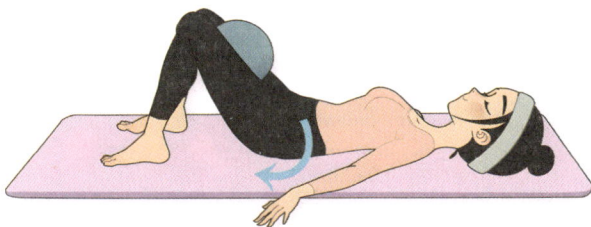

骨盆矢状面运动盆底肌觉知训练步骤①

②随后，尾骨向前、向上移向耻骨方向，下腰部贴合地面，躯干前侧会缩

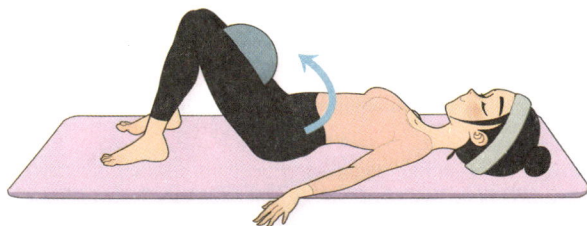

骨盆矢状面运动盆底肌觉知训练步骤②

短，骨盆至后倾位。请感受盆底肌群是否会被动向内脏、躯干方向收缩，躯干前侧是否变短。重复练习这个纵向、温和且弧度很小的骨盆运动。

练习时长/频次：

每组10～15次，每次1～2组。

注意事项：

①初学者练习初期，呼吸无法协调配合。请不用着急，保持自然顺畅呼吸即可。

②先练习骨盆前后倾的动作，创建骨盆灵活度，感知盆底肌的扩张和收缩；熟练后再配合呼吸进行练习，按照呼吸引领骨盆运动的方式练习。

③初学者可在大腿之间夹小球或瑜伽砖，帮助下肢稳定，全程轻柔地进行。

5. 动态猫牛式练习

适应证及功效：

针对产后60天且有盆底肌功能障碍的人群；剖宫产产妇待伤口恢复后练习；该练习在盆底肌感知练习基础上，于动态姿势下建立盆底肌本体觉，完成盆底快肌、慢肌训练，恢复肌肉弹性，并通过骨盆动态训练，有效促进盆底功能恢复。

动作步骤：

参考第四部分孕期瑜伽练习中的猫牛式练习动作步骤。

练习时长/频次：

快肌练习10次/组，2～3组；慢肌练习持续收缩3～5秒/次，3～5次。

注意事项：

①患有腕管综合征或腱鞘炎的产后妈妈，可屈肘支撑；若手腕有轻度不适，可将双手掌放于肩前方，双手间距宽于双肩。

②尾骨向上时，注意不过度塌腰；避免骨盆过度前倾，导致腰椎压力过大；拱背时，避免耸肩。

③盆底肌肌力练习过程中，可随时停下休息，并做无张力腹式呼吸放松盆底肌，以免肌肉疲劳；慢肌训练过程中，盆底肌较弱的人群，可多做几个3～5秒的上提动作，不做长的收缩动作；请勿过度用力收小腹完成动作，全程不憋气。

④盆底肌肌张力高的人群，可以在肌力训练前后使用腹式呼吸来缓解盆底肌紧张度。如盆底肌张力过高或有特殊病症的人群，需在医生或孕产行为康复师的评估、指导下进行练习。

6. 无张力腹式呼吸与盆底肌练习

适应证及功效：

针对产后盆底肌功能障碍人群，产后常见呼吸异常，如逆腹式呼吸等，平衡并建立盆底肌肌肉张力，有效缓解高张力型盆底肌，促进腹壁放松。通过无张力腹式呼吸训练感受膈肌与盆底肌的对合，同时为盆底肌肌力训练阶段做准备。

动作步骤：

①仰卧，伸直双腿，双手放于身体两侧。在无张力腹式呼吸基础上感受吸气时盆底肌向下、向四周自然舒张，呼气时盆底肌向上、向内回弹；重复练习，直到感觉探索得足够，没有疲倦感。

②将双腿屈膝，双脚离地，双手抱膝盖后侧，继续重复此练习。

练习时长/频次：

步骤①可重复练习3～5分钟，步骤②呼吸练习8～10次。

注意事项：

①有腰部疼痛史的人群可采用仰卧、屈膝、脚掌踩地的方法完成呼吸练习。

②注意双肩放松，停留时间以身体舒适度为主要参考，全程不用力呼吸。

（四）产后腹直肌分离

1. 胸腹腔对合的呼吸练习

适应证及功效：

针对产后身体姿态异常、腹壁张力过高、肋骨外翻、腹直肌分离、骨盆前后倾以及因激素变化或压力过大导致焦虑、抑郁的人群。通过将躯体摆放至胸腔和腹腔对合的位置，采用呼吸练习及手法辅助的方式，重建呼吸通道，改善呼吸模式，从而改善腹直肌分离等症状；同时还可以促进本体觉恢复、平衡自主神经，有效缓解紧张、焦虑和抑郁情绪。

动作步骤：

①采用仰卧位；小腿放在椅面上，屈髋屈膝，双膝平行与髋同宽，大小腿呈90°；让胸腔与腹腔呈对合位；双手十指向内，中间相距10厘米左右，将手掌放于肋骨两侧。

②先自然呼吸2~3次，随后觉察呼吸时胸廓自然扩张与收缩的运动，用呼吸主动带动肋骨向内、向下。呼气时双手辅助肋骨下缘向中线水平方向轻推，吸气时自然放松。

③练习过程中，觉察气体进入胸腔肺叶时，从肋骨上段到中段再到下段依次充盈、扩张，膈肌会随肺叶扩张向下推动，至下腹部被动充盈，前后左右均匀扩张；气体呼出时，躯干会像气球泄气一样温和回弹，膈肌自然上升，回到胸廓底端，与膈肌呈对合位的盆底肌群也会因力学原因随之上提。

④重复练习。

练习时长/频次：

每组呼吸10次。

注意事项：

①这是一个非常温和放松的练习，请全程保持呼吸顺畅，不憋气。

②如果练习中的感知路径训练对自己来说觉察起来有些困难，那么自己可通过想象或观想的方式进行，或只通过手掌的触觉帮助觉察胸腔的变化。

③请勿在练习过程中给自己施加压力或勉强自己，相信随着练习的深入，将有更美妙的体验。

2. 对角线呼吸练习

适应证及功效：

平衡呼吸张力，促进盆腹动力学协调；有效启动腹横肌，稳定骨盆，改善腹壁松弛、腹直肌分离及肋骨外翻等产后常见症状。

动作步骤：

①采用仰卧屈膝位，双脚分开与骨盆同宽，双膝保持平行，双手放于身体两侧。

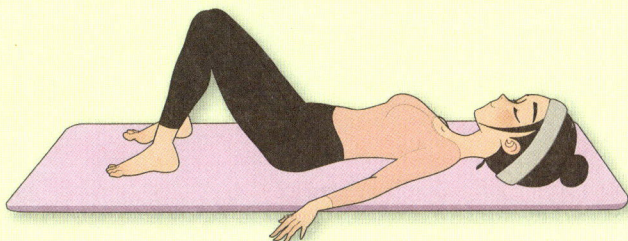

对角线呼吸练习动作步骤①

②同侧。双肩自然放松，双手掌放于肋骨上方，吸气时感受肋骨自然扩张；呼气时肋骨向下，向同侧腹股沟方向移动。掌根可跟随呼气，辅助肋骨向下轻推。重复几次以后，双手放于身体两侧，保持呼气时肋骨向下。

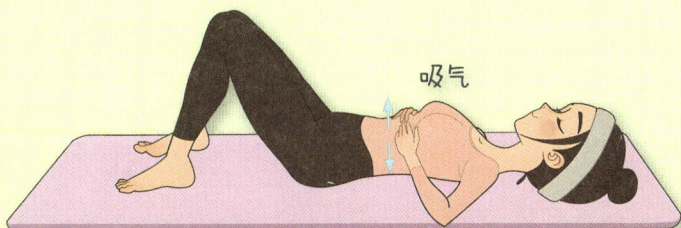

吸气

对角线呼吸练习动作步骤②

③对侧。吸气同上；呼气时，肋骨朝向对侧腹股沟方向移动，可想象两侧肋骨与两侧腹股沟形成X形对角线，配合呼吸，感受肋骨向内、向下移动。

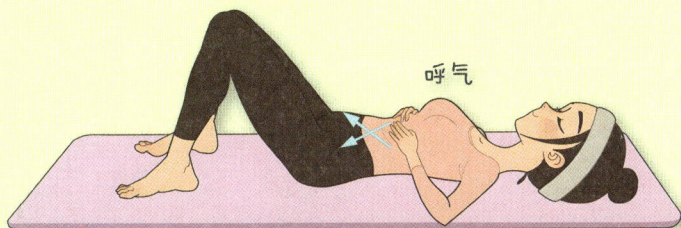

呼气

对角线呼吸练习动作步骤③

练习时长/频次：

15~20个/组，每日2~3组。

注意事项：

保持轻柔的呼吸，不憋气；勿出现粗厚的呼吸声，肩膀保持放松。

3. 盆底肌快慢肌交替训练猫牛式练习

适应证及功效：

促进本体觉恢复，激活盆底与腹部肌群，增加脊柱灵活性，缓解下腰部的僵紧、疼痛，帮助找到肋骨内收的觉知力。非常适合腹横肌力量薄弱、肋骨外翻、骨盆带灵活度欠缺等产后人群练习。

动作步骤：

参考第四部分孕期瑜伽练习中的猫牛式练习动作步骤。

练习时长/频次：

每次10~15分钟。

注意事项：

①动作轻柔缓慢，减少多余的用力，避免腰部紧张。

②练习过程中保持自然呼吸，不憋气。

③可根据身体恢复情况延长或缩短练习时长。任何时候感到紧张或疲劳，均可停止练习。

4. 半桥式练习

适应证及功效：

针对产后轻度脏器脱垂、腰背疼痛的人群。强化核心肌群，增强腹部肌力，有利于大腿内收肌群肌力的建立，促进骨盆区域血液循环。

动作步骤：

①采用仰卧位，屈膝90°，双手放于身体两侧，保持双膝平行。

②尾骨轻微向下，骨盆前倾位时腹部放松；随后耻骨向肚脐方向移动，尾骨微抬离地面，骨盆呈后倾位，腹部核心被动启动；保持骨盆后倾位，抬臀向上一半，切勿过度用力抬到极限；停留2~3个呼吸时长，再让脊柱从胸椎段逐节落回

地面，重复3~5次后休息。

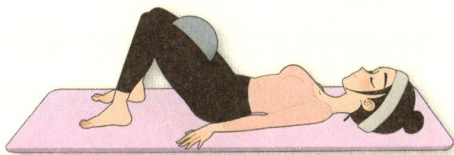

半桥式练习动作步骤①

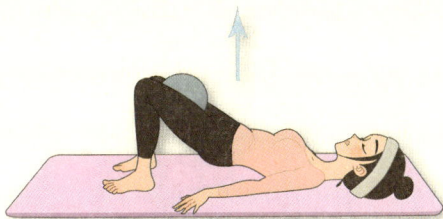

半桥式练习动作步骤②

练习时长/频次：

每组3~5次，重复2~3组。

注意事项：

大腿内侧可夹球或毛毯，抬臀时保持肋骨内收、内旋；剖宫产伤口未完全恢复者不做此动作。

5. 腹斜肌练习Ⅰ

适应证及功效：

针对产后腹直肌分离、腹内外斜肌力量薄弱的人群，加强腹斜肌肌耐力，改善肋骨外翻，紧实腹部与腰线。

动作步骤：

①采用侧卧位，下侧手臂屈肘，大臂与地面垂直；上侧手扶髋，双腿屈膝，让膝盖、臀部、肩膀、头呈一条直线；始终保持脊柱向头顶方向延展，耻骨持续上提，自然呼吸。

②将骨盆向上抬起，收缩并向上抬起下侧腰，随后骨盆落回地面；连续重复练习5~8次后，在臀部抬起位静止保持

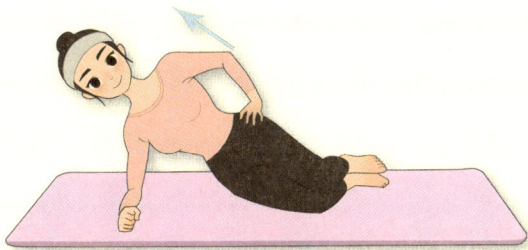

腹斜肌练习Ⅰ动作步骤①

3~5个呼吸时长；结束后还原至侧卧位休息，随后进入反侧练习。

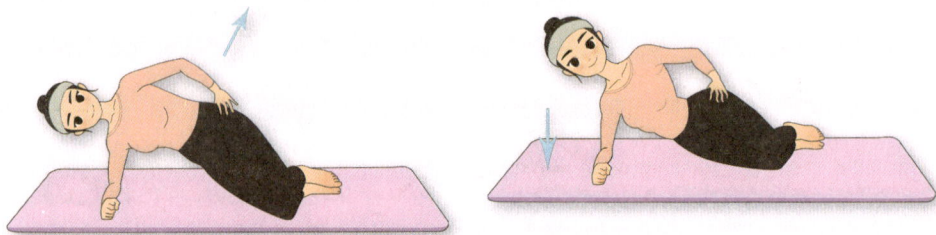

腹斜肌练习 I 动作步骤②

练习时长/频次：

连续练习5~8次，静止保持3~5个呼吸时长。

注意事项：

①始终保持骨盆中立位，下侧肩膀远离耳朵。

②骨盆抬起与回落时，侧腰与腹部、后背保持稳定，避免肩部代偿。

③可根据个体状况增加或减少练习频次及时长。

6. 腹斜肌练习 II

适应证及功效：

针对产后腹内外斜肌力量薄弱、体侧筋膜链失衡、腹直肌分离的人群。平衡体侧筋膜链张力，加强腹斜肌肌耐力，改善肋骨外翻，紧实腹部与腰线。

动作步骤：

①右侧卧，右手支撑后脑勺，右脚呈90°摆放在体前支撑；左手举过头顶，左脚伸直。

②左脚直腿上抬，左手经体侧下落靠近左腿；左脚放下时，左手举过头顶；重复练习。

③结束后，换左侧卧练习。

练习时长/频次：

单腿每组10~15次，每天1~3组。

注意事项：

①保持自然呼吸，避免憋气。

②水平面抬腿时，避免屈髋和伸髋。

（五）产后身体心理整体健康

1. 骨盆时钟练习

参考第三部分助孕瑜伽练习中的骨盆时钟练习。

2. 呼吸练习

参考第二部分中呼吸的练习方法。

3. 冥想练习

参考第二部分中关于冥想的练习。

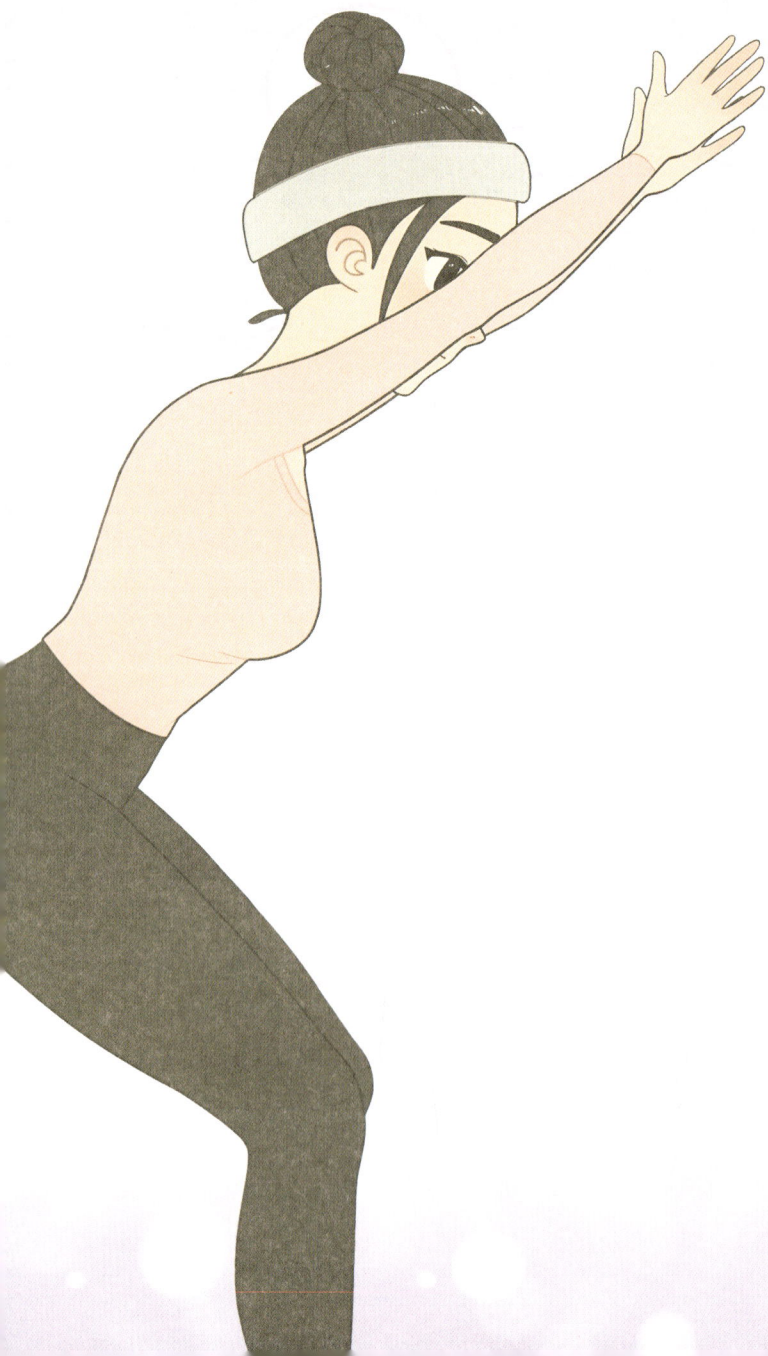

理想的饮食—孕期合理营养

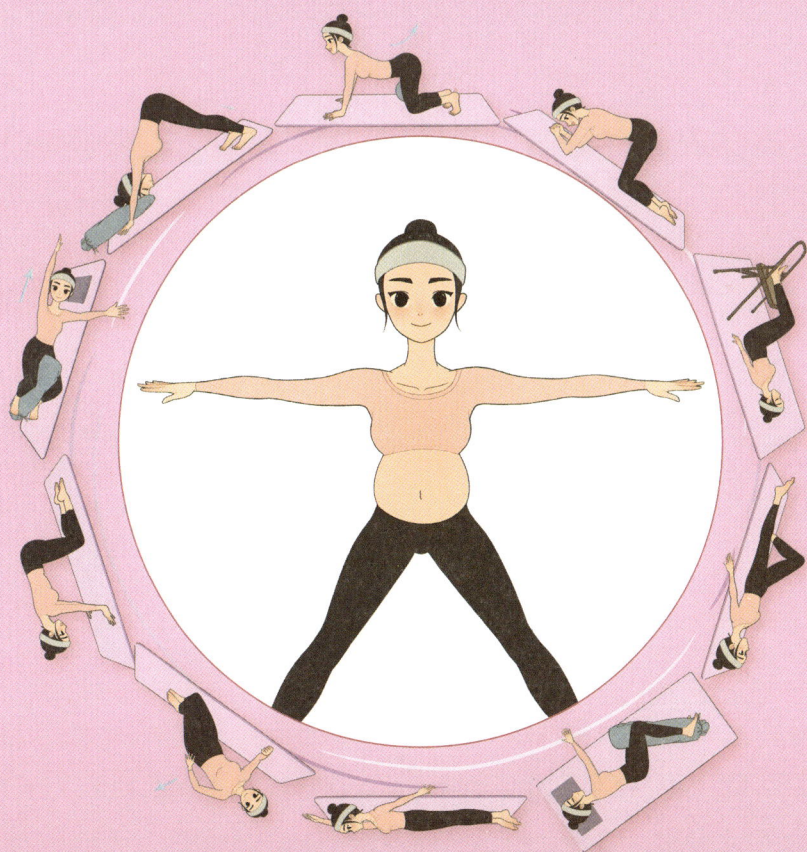

华西医生陪你好“孕”：孕产医学与瑜伽

Huaxi Yisheng Peini Hao “yun”：
Yunchan Yixue yu Yujia

惊喜悄然而至，莉莉感受着孕育新生命的喜悦，伴随而来的还有全面升级的全方位照护：莉莉在怀孕前有锻炼的习惯，现在稍走快些就会被叮嘱："莉莉小心呀！"喜欢的瑜伽也被紧急叫停，所有家务都被家人承包了，下班回家只需要躺在沙发上休息。婆婆换着花样给她制作一日三餐，煲各种汤品，让她多吃以补充营养。

刚开始，莉莉开心地接受着家人的关爱，但没过多久，莉莉就发觉自己体重快速增长，虽然天天躺着休息，但整个人却更疲乏了。初次成为准妈妈的莉莉虽然没有经验，但也觉得这样似乎是不健康的，该怎么办呢？于是莉莉求助了营养师……

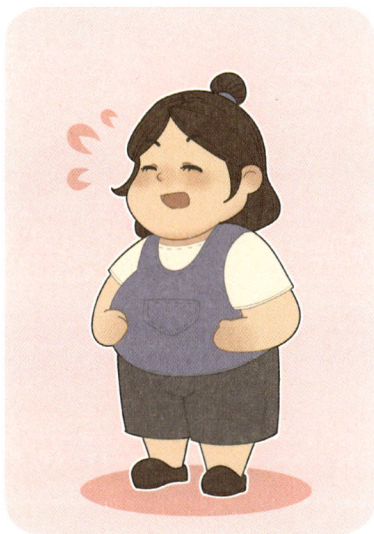

孕期体重快速增长，该怎么办呢？

科普小课堂

从备孕开始到宝宝出生，这是一个孕育生命的幸福历程，准妈妈们营养状况的好坏不仅关系自身，而且直接影响到宝宝的健康发育，甚至影响到宝宝成年以后的健康状况。因此，孕期注重合理的营养摄入非常有必要。

一、什么是营养

提问： 孕期多喝点肉汤，餐餐吃海参、燕窝，多吃肉、多喝奶、多吃鸡蛋，这样就很营养吗？

解答： 错！这样做反而不能保证营养均衡。

说到营养，大家容易出现一个误解，那就是只关心什么要多吃、什么不要吃，而且总以为只要吃少数几种食物或营养补充剂，就能保证获得营养。

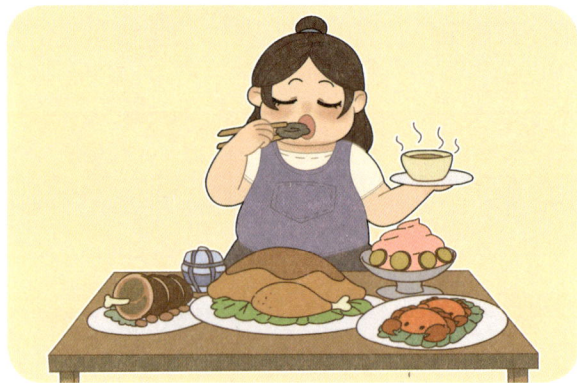

真正的营养是什么样的呢？其实，要想得到好的营养，最重要的不是某一两种食物，而是健康的饮食模式。无论是米饭、面条等主食，青菜、苹果等蔬菜水果，还是鱼虾、鸡鸭肉、牛羊肉、蛋类、奶类、大豆、坚果等，都可以为人体提供营养，但

大鱼大肉，是否最有营养？

是它们中的任何一种，都无法提供我们每日所需的全部营养。也就是说，只有把这些食物合理搭配在一起，孕妈妈们和宝宝才能获得全面均衡的营养。

那么，孕妈妈们在孕期该怎样吃才能得到全面、均衡、充足的营养呢？

科普小课堂

没有任何一种天然食物单独摄入能满足人体全部的营养需要，营养也不是补得越多越好。

如果每天只吃一两种所谓有营养的食物，反而是不营养的。

没有不好的食物，只有不合理的搭配。

二、孕期合理营养

（一）主食怎么吃

1. 多吃全谷物，粗细搭配

我们吃的主食，除了白米、白面这些"精细"主食之外，还应包括全谷物，以及杂豆类和薯类这些"粗杂粮"。

合理搭配才有营养

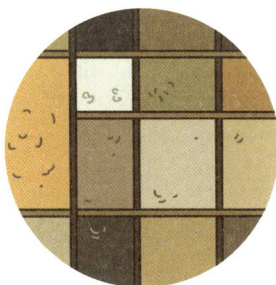

2. 为什么要粗细搭配

因为"粗粮"中含有更多的蛋白质、维生素E、B族维生素，膳食纤维含量也比白米、白面高。粗细搭配，能让我们获得更多的营养。

3. 怎么粗细搭配

孕妈妈们应当将自己膳食中的全谷类和杂豆类食物占比提升到1/3以上，每天最好吃3种以上的主食，每周至少有5种谷薯类食物，而不是每天只吃白米、白面或其加工产品。

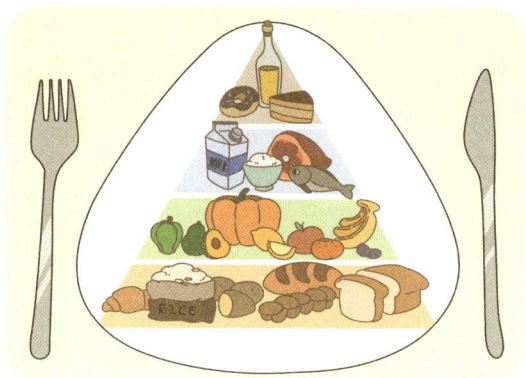

全谷类
全麦、没有精磨过的糙米、燕麦、荞麦、玉米、小米、高粱等

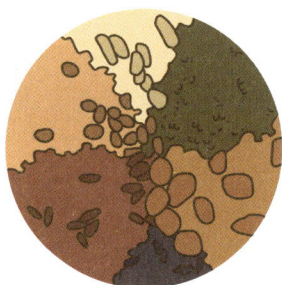

杂豆类
赤豆、芸豆、绿豆、豌豆、鹰嘴豆等

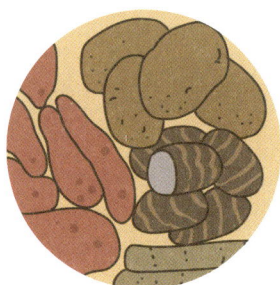

薯　类
马铃薯、红薯、芋头、山药、木薯等

粗杂粮的种类

提问：燕麦黏滑会导致滑胎吗？荞麦"寒凉"会导致不孕吗？

解答：这些说法都缺乏科学依据。全谷杂粮能提供更多的B族维生素和维生素E，对于受孕是有好处的。不过，杂粮相对不太好消化，胃肠功能不好的孕妈妈可以少吃或不吃。

（二）蔬菜水果怎么吃

餐餐有蔬菜，天天吃水果；蔬菜水果种类每天应达到4种以上。

1. 蔬菜吃多少

每天蔬菜的摄入量建议为400～500克，也就是成年人手能捧或握的3～5把蔬菜。其中营养丰富的深色蔬菜最好能占到一半以上（见图各种颜色蔬菜举例）。

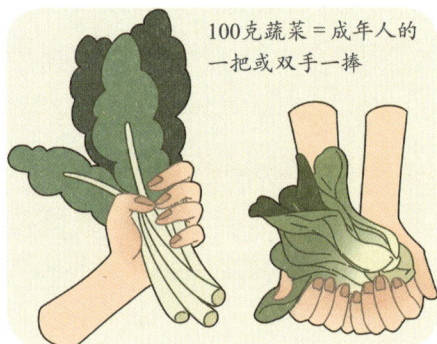

2. 蔬菜怎么烹饪更营养

为减少营养素的损失，烹调蔬菜时应这样做：先洗后切、急火快炒、开汤下菜、炒好即食。

100克蔬菜＝成年人的一把或双手一捧

蔬菜重量估计

深绿色	菠菜、油菜、芹菜叶、空心菜、莴笋叶、韭菜、西兰花、荠菜、茼蒿等	
红色／黄色	西红柿、胡萝卜、南瓜、红辣椒等	
紫色	红苋菜、紫甘蓝、洋葱等	

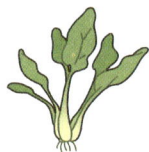

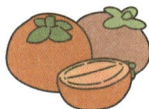

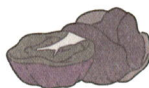

各种颜色蔬菜举例

提问： 蔬菜和水果可以相互代替吗？多吃水果就可以不吃蔬菜了吗？

解答： 不可以。蔬菜、水果中所含的营养成分有所不同，而且多数水果的糖分含量较蔬菜高，多吃会导致体重增长过多，不小心成了"糖妈妈"。用水果替代蔬菜是不可取的。

3. 水果每天吃多少

吃水果不要贪多，每天200～350克新鲜水果，就能满足准妈妈们的营养需要。

提问： 可以用果汁饮料或者将新鲜水果打成汁后食用来代替吃水果吗？

解答： 不可以。一是因为水果在打成汁以后，维生素、膳食纤维损失严重；二是因为果汁一不小心就容易喝过量，这种高能量、高糖的食物会引起血糖波动，并导致体重增长过快。因此，建议吃完整的水果。

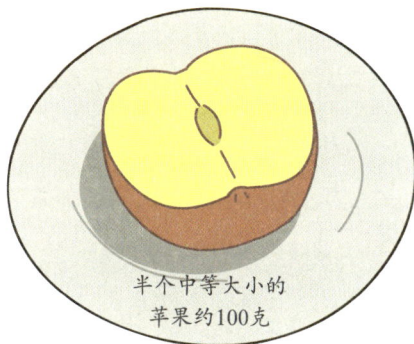

半个中等大小的苹果约100克

水果重量估计

提问： 便秘多吃香蕉有用吗？

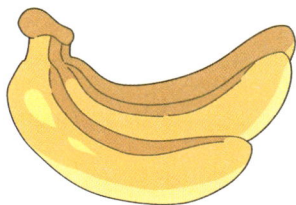

香蕉

解答： 香蕉不能通便。一是因为香蕉的膳食纤维含量真的不高；二是因为香蕉含有大量鞣酸，摄入过多会加重便秘。所以，想要通过饮食来预防或者改善便秘，不如选择猕猴桃、火龙果等膳食纤维丰富的水果。另外，每天要喝够1700毫升水。如果便秘严重，应该到医院就诊。

（三）鱼禽肉蛋怎么吃

鱼禽肉蛋富含优质蛋白，是保障营养、促进宝宝健康发育的重要基石。

健康吃肉的小窍门：

①禽类尽量去皮。

②每周食用2~3次鱼虾类水产品。

③少吃肥肉、烟熏肉和腌制过的肉制品。

④少喝浓肉汤，不吃汤泡饭。

⑤烹调方式：多蒸煮，少烤炸。

提问：孕期可以吃兔肉吗？兔肉吃多了会导致宝宝兔唇吗？

解答：孕期可以吃兔肉。兔肉属于高蛋白质、低脂肪、低胆固醇的肉类，是较好的肉类食物选择。兔唇在医学上被称为"唇腭裂"，是一种先天畸形，可能是遗传、药物、病毒感染、精神心理因素或营养缺乏等原因造成的，跟吃兔肉没有关系。"吃了兔肉会生下兔唇宝宝"的说法是没有科学根据的。

提问：喝汤比吃肉更营养吗？

解答：吃肉比喝汤有营养多了。汤大部分都是水，其次就是油脂。不管炖煮多久，真正的营养（优质蛋白质）还在肉里。准妈妈们无论喝不喝汤，都一定要吃肉。

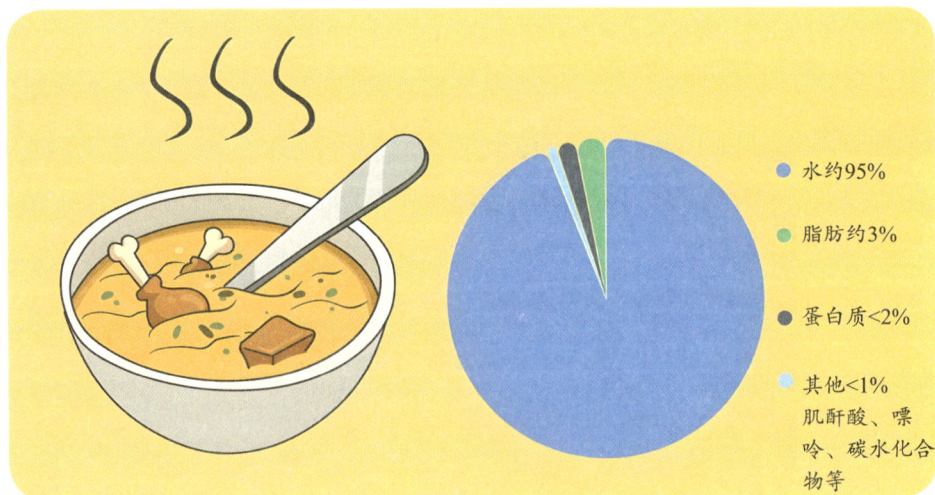

水约95%

脂肪约3%

蛋白质<2%

其他<1%
肌酐酸、嘌呤、碳水化合物等

汤的主要成分

（四）奶类、坚果怎么吃

1. 奶类喝多少

奶类包括牛奶、羊奶、酸奶以及奶酪等乳制品，是食物中最强的"补钙神器"，建议准妈妈们每天饮奶1~2盒，也就是300~500毫升。

提问： 我一喝牛奶就会腹泻或腹胀，那该怎么办呢？

解答： 如果饮奶后腹泻或腹胀，说明你可能是乳糖不耐受，建议选用不含乳糖的舒化奶或乳糖含量较低的酸奶。

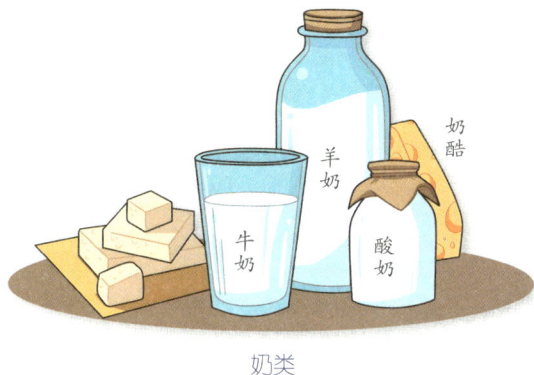

奶类

2. 坚果吃不吃

吃！把坚果加入孕期的食谱中，能更好地满足身体对蛋白质和微量营养素的需求。但坚果中脂肪含量较高，每天的摄入量也不应过多，控制在10克左右即可（如2个核桃或16颗开心果）。

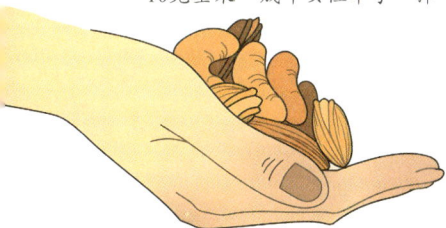

10克坚果＝成年女性单手一捧

提问： 选择哪些坚果更好呢？

解答： 建议优先选择脂肪含量高的坚果，如核桃、胡桃、南瓜子、榛子、花生、葵花籽、松子、杏仁、开心果等。

（五）油、盐、糖怎么控制

在孕期应做到少盐、少油、控糖。

10克油＝一个家用瓷勺的容量

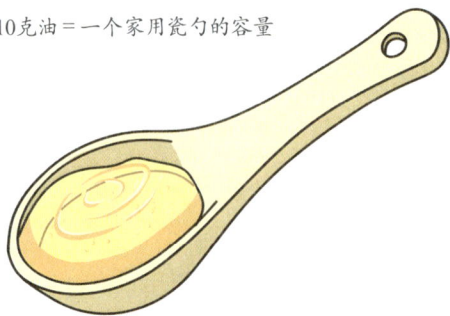

1. 怎样做才能少油

每日油量摄入控制在25克为宜。在烹调方式的选择上，尽量少采用油煎、油炸等方法，避免摄入过多的油脂。

2. 烹调油选哪些

推荐以花生油、菜籽油、玉米油、橄榄油等液体植物油为主，少用牛油、猪油、黄油等动物油脂。

3. 每天吃多少盐

建议孕期选用碘盐，每天食盐量不超过5克；可以购买带有刻度的盐勺进行定量。

科普小课堂

总量控制，量化用盐，使用定量盐勺、盐罐。

合理烹调，享受天然味道，起锅前再加盐。

少吃高盐食物，如熏腊肉、腌制食品等。

巧用替代方法，烹调时用醋、柠檬汁、香辛料、葱、姜、蒜等调味。

警惕"隐形盐"，包括酱油、味精、咸菜、加工食品等，学会看食物标签。

4. 添加糖怎么控制

过多摄入蔗糖、白砂糖等添加糖可能会引起体重增长过多、过快，并影响血糖。每天添加糖最好不超过25克（5～6块方糖的重量）。甜点、含糖饮料等尽量少摄入，往往一杯奶茶中添加糖的量就超出了一天的限额。

除此之外，孕妈妈们要学会看

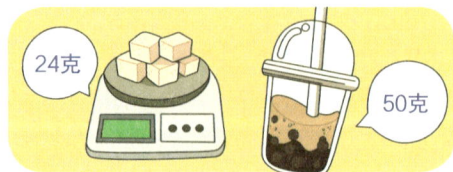

24克

50克

添加糖知多少

食品标签，选择油脂、添加糖及钠含量低的食物。

（六）餐次怎么安排

少食多餐。每天可以有3次正餐，2～3次加餐，以保证充足合理的营养摄入。

经过营养师指导，莉莉的健康饮食和适度运动贯穿了整个孕期，最终有了圆满的结局。通过整个孕期的实践，莉莉明白了，好的营养不是多吃或者少吃某一些食物，而是各种食物的合理搭配，希望大家也能找到适合自己的健康饮食之道。

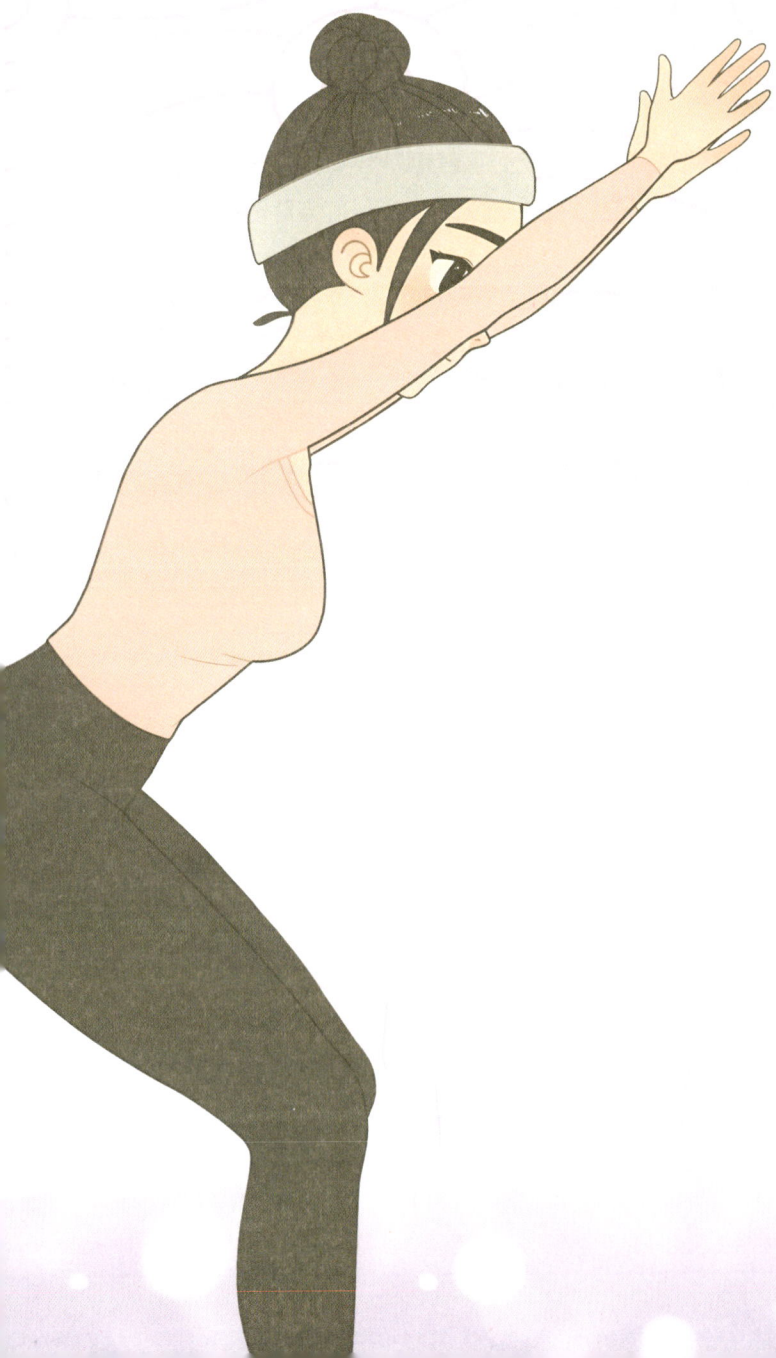

附录：孕期菜品举例

什锦虾仁

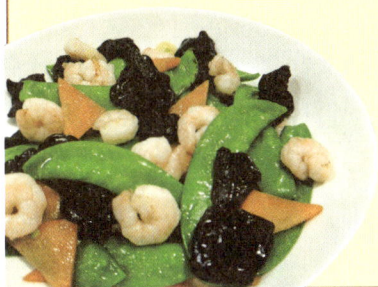

做法：

（1）准备荷兰豆200克、胡萝卜50克、木耳10余朵、虾仁100克、大蒜2瓣，胡萝卜、大蒜切片备用；

（2）起锅烧水，水开后将荷兰豆、胡萝卜、木耳焯水1分钟，捞出沥干备用；

（3）锅里烧油，加入蒜片，蒜片炒香后加入虾仁翻炒1分钟，再将其余食材倒入，翻炒均匀，加少许食盐、胡椒粉调味，起锅装盘。

贝贝南瓜焗藜麦饭

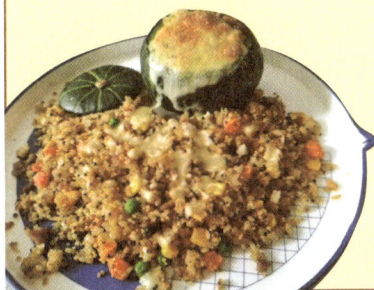

做法：

（1）将贝贝南瓜洗净，切开上面1/5～1/4，掏空内瓤；

（2）将三色藜麦洗净后浸泡20～30分钟，加入玉米粒、胡萝卜粒、豌豆粒，倒入生抽、少许橄榄油、芝士粉，搅拌均匀，填入南瓜中，包上保鲜膜，上锅蒸至南瓜和藜麦饭熟透；

（3）烤箱200℃预热5分钟，南瓜和藜麦饭表面撒上马苏里拉奶酪；入烤箱焗10分钟至表面略微焦黄，装盘。

黑椒香菇鸡丁

做法：

（1）鸡腿肉切丁，加入生抽、黑椒酱、小勺淀粉腌制半小时备用，香菇和洋葱切丁备用；

（2）热锅冷油，加入鸡丁翻炒至表面变色后捞出；

（3）锅中留底油，加入洋葱丁炒至微微发黄，再加入香菇丁翻炒，放入炒熟的鸡丁，混合均匀后加少许生抽、蚝油调味，翻炒均匀，起锅。

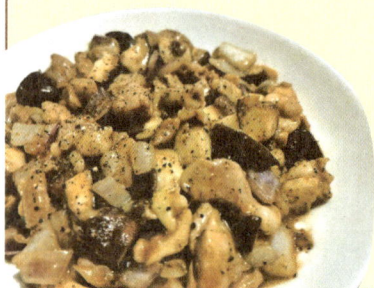

蛋煎豆腐

做法：

（1）将老豆腐切成方形厚片备用，鸡蛋打散后加少许盐搅拌均匀，同时准备葱、姜、蒜末；

（2）将生抽1小勺、蚝油1小勺、少许糖、白胡椒粉和2小勺水搅拌均匀备用；

（3）起锅加入少许油，将豆腐片均匀地裹上鸡蛋液，放入锅中，小火煎至两面金黄后捞出；

（4）锅中留底油，加入姜末、蒜末炒香，倒入煎好的豆腐和调好的料汁，轻轻翻动，小火收汁，可加入花椒粉、孜然粉、辣椒粉调成烧烤风味，装盘撒上葱花。

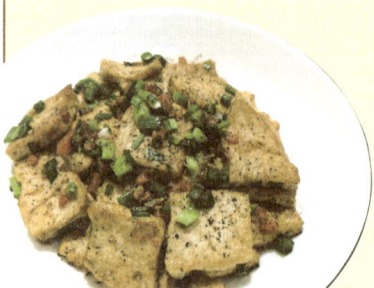

海参金汤豆腐

做法：

（1）2个鸡蛋打散搅匀，1个咸蛋黄碾碎备用，两个泡发海参切成海参片，内酯豆腐切成块状；

（2）锅中烧少许油，下鸡蛋液翻炒搅散后起锅备用；

（3）锅中留底油，放入咸蛋黄炒香，加入小半碗水，放豆腐、鸡蛋碎和海参，大火烧开后转小火，加少许盐调味后盛出。

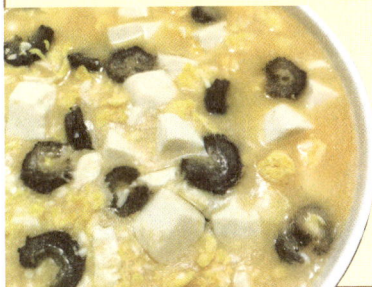

金银饭

做法（单人份）：

（1）准备大米45克、玉米渣15克（按3∶1比例搭配）；

（2）玉米渣洗净后加入适量水浸泡10分钟，淘洗大米，将大米和玉米渣混合；

（3）加入90毫升水（约为大米和玉米渣的1.5倍），用电饭锅煮熟后盛出。

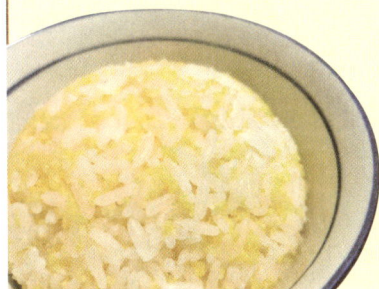

香菇西兰花

做法：

（1）把西兰花切成小朵，入沸水焯熟后捞出；

（2）热锅冷油，下蒜末炒香，加入香菇片翻炒，再加入西兰花，加入少许蚝油、盐、鸡精调味，翻炒均匀即可装盘。

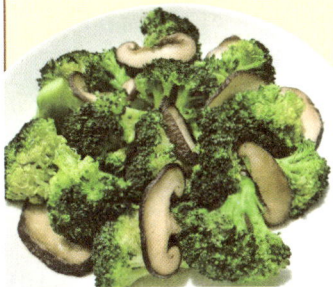

肉末烤茄子

做法：

（1）整根茄子洗净后擦干水分，茄子表面刷油，烤箱上下火180℃预热5分钟，放入茄子烤30分钟（视茄子大小增减时间），烤至茄子变软；

（2）准备猪肉末，切好蒜末、胡萝卜丁、葱花备用；

（3）起锅热油，加入豆瓣酱和蒜末炒香，再放入肉馅炒制变色，加入胡萝卜丁配色，加料酒、酱油、蚝油翻炒均匀，保留少许酱汁最佳；

（4）将烤软的茄子划开，填入炒好的肉馅；再入烤箱180℃烤5~10分钟，装盘撒上葱花。

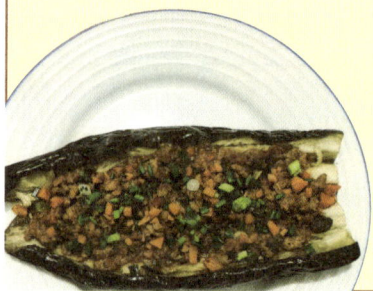

秋葵炒鸡蛋

做法：

（1）秋葵洗净，入沸水锅中焯水约1分钟，捞出过凉，斜切成菱形块状；

（2）碗中打入鸡蛋，加少许盐后搅拌均匀；

（3）热锅冷油，下入蛋液，煎香捣碎后捞出；

（4）锅留底油，放入切好的秋葵快速翻炒，将炒好的鸡蛋倒入，加入盐或生抽调味，翻炒起锅。

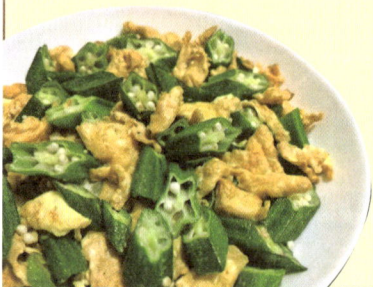

参考资料

[1] 张学，朱宝生，等. 重大出生缺陷与精准预防[M]. 上海：上海交通大学出版社，2020.

[2] 邬伶仟，刘俊涛，詹启敏. 孕产前筛查与精准诊断[M]. 上海：上海交通大学出版社，2020.

[3] 中华人民共和国卫生部. 中国出生缺陷防治报告（2012）[R]. 北京：中华人民共和国卫生部妇幼与基层健康司，2012.

[4] 国家免疫规划技术工作组流感疫苗工作组. 中国流感疫苗预防接种技术指南（2021—2022）[J]. 中华流行病学杂志，2021，42（10）：1722−1749.

[5] 沙吉难陀. 巴坦加里的瑜伽经[M]. 陈景圆，译. 合肥：黄山书社，2007.

[6] R. S. 博格. 瑜伽与心理健康[M]. 邓育渠，译. 北京：中国青年出版社，2020.

[7] 拉玛. 冥想[M]. 刘海凝，译. 天津：天津人民出版社，2016.

[8] 费登奎斯. 动中觉察[M]. 林若宇，曹晓东，郭建江，译. 北京：北京科学技术出版社，2019.

[9] 库瓦拉亚南达. 瑜伽呼吸控制法[M]. 蔡盂梅，译. 北京：中国青年出版社，2016.

[10] 阿夫拉姆. 产后身体修复计划[M]. 庄仲华，译. 北京：北京科学技术出版社，2020.

十月孕产旅程

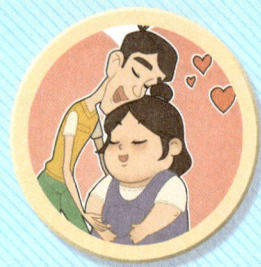

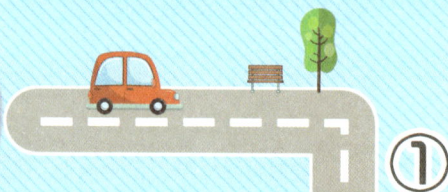

孕前准备
合理营养摄入，合理运动，遗传咨询；合理用药，环境心理健康，改变不良生活方式；补充叶酸，查体查血。

②

发现怀孕
1. 症状：停经；早孕反应；尿频；乳房变化。
2. 检查：妊娠试验；早孕试纸；血HCG或尿HCG；超声检查。

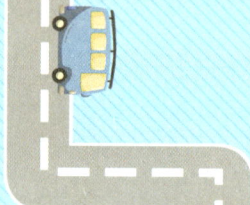

③ NT筛查 早期唐筛

第1次检查（妊娠6—13^{+6}周）
1. 合理饮食，适当运动，禁饮酒，补充复合维生素。
2. 常规保健，确定孕周，评估孕期高危因素。
3. 查体查血。
4. 11—13^{+6}周，NT筛查。
5. 10—13^{+6}周，早期唐筛。

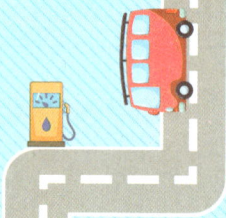

中期唐筛

羊穿

④

第2次检查（妊娠14—19^{+6}周）
1. 定期锻炼。
2. 补铁、补钙。
3. 12—22^{+6}周，NIPS。
4. 15—20周，中期唐筛。
5. 16—22周，高危孕妇羊穿。

超声筛查

阴道超声

⑤

第3次检查（妊娠20—24周）
1. 胎儿系统超声筛查。
2. 阴道超声测量子宫颈长度（早产高危者）。

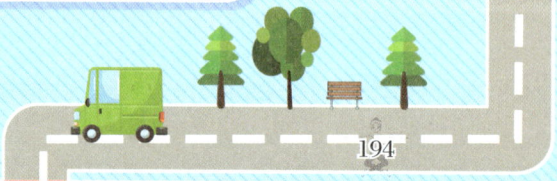

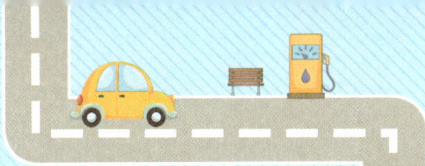

⑥

第4次检查（妊娠25—28周）
1. 妊娠期糖尿病筛查。
2. 胎儿系统超声和胎儿心脏超声。

妊娠糖尿病筛查

第5次检查（妊娠29—32周）
1. 计数胎动。
2. 分娩方式、母乳喂养、新生儿护理知识学习。
3. 常规产前超声检查。

⑦

⑧

分娩方式评估

第6次检查（妊娠33—36周）
1. 分娩方式评估。
2. 了解分娩相关知识。
3. 妊娠35—37周，B族链球菌筛查。
4. 妊娠32—34周，肝功能、血清胆汁酸检测。
5. 妊娠32—34周，NST检查。

⑨

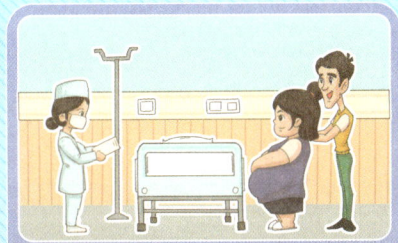

第7—11次检查（妊娠37—41周）
1. 超声及NST检查（每周1次）。
2. 妊娠≥41周，入院待产。
3. 符合剖宫产指征者，妊娠≥39周，计划剖宫产。
4. 宫颈检查及Bishop评分。

⑩

分娩
1. 就医时机（间隔5、6分钟就宫缩一次，持续30秒左右）。
2. 分娩镇痛。
3. 第一产程：潜伏期休息为主，按意愿进食，定期排尿。
4. 第二产程：采用最舒适的体位，在医生指导下用力。
5. 第三产程：母婴皮肤早接触，母乳喂养。

⑪

产褥期
1. 合理饮食，保持身体清洁，温度适宜。
2. 母乳喂养。
3. 适当活动及产后康复锻炼。
4. 注意避孕。
5. 产后检查（产后6周）。